Jane Thurnell-Read: Effektive Fragetechniken in der Kinesiologie

Praxis Kinesiologie

VAK

Jane Thurnell-Read

Effektive Fragetechniken in der Kinesiologie

Präzise Ergebnisse durch präzise Fragen

Praxis Kinesiologie

VAK

VAK Verlags GmbH
Kirchzarten bei Freiburg

Titel der englischen Originalausgabe: *Verbal Questioning Skills for Kinesiologists*

Erschienen bei: Life-Work Potential, Penzance (GB)
ISBN 0-9542439-1-9

Vorbemerkung des Verlages

Dieses Buch dient der Information über Möglichkeiten der Gesundheitsvorsorge und Selbsthilfe. Wer sie anwendet, tut dies in eigener Verantwortung. Autor und Verlag beabsichtigen nicht, Diagnosen zu stellen und Therapieempfehlungen zu geben. Die Informationen in diesem Buch sind nicht als Ersatz für professionelle medizinische Behandlung bei gesundheitlichen Beschwerden zu verstehen. Fragetechniken, die sich auf medizinische Sachverhalte beziehen, sollten Angehörigen von Heilberufen vorbehalten sein.

Bibliografische Information der Deutschen Nationalbibliothek
Die Deutsche Nationalbibliothek verzeichnet diese Publikation in der Deutschen Nationalbibliografie; detaillierte bibliografische Daten sind im Internet über http://dnb.d-nb.de abrufbar.

VAK Verlags GmbH
Eschbachstraße 5
79199 Kirchzarten
Deutschland
info@vakverlag.de
www.vakverlag.de

11. Auflage 2025

Lektorat: Nadine Britsch
Übersetzung: Dörte Eliass
Umschlag und Layout: Karl-Heinz Mundinger
Satz und Druck: CPI books GmbH, Leck
Printed in Germany
ISBN 978-3-935767-54-5 (Paperback)
ISBN 978-3-95484-345-9 (ePub)
ISBN 978-3-95484-346-6 (Kindle)
ISBN 978-3-95484-347-3 (PDF)

Inhalt

Einleitung

Verbale Fragen zu stellen gehört zu den nützlichsten Fertigkeiten, die ein Kinesiologieanwender erwerben kann – leider gehören sie auch zu den schwierigsten.

Immer mehr Kinesiologieanwender setzen verbale Fragen für ihre gesamte oder einen Teil ihrer Arbeit ein. Viele Anwender, die ihre Arbeit weitgehend auf Fingermodi stützen, stellen schließlich fest, dass diese nicht ausreichen und greifen dann hin und wieder auf eine verbale Frage zurück. Das Widerstreben gegen diese Fragen, das in der kinesiologischen Fachwelt wiederholt zu spüren ist, ist meines Erachtens eindeutig darauf zurückzuführen, dass die Anwender nie wirklich gelernt haben, präzise Fragen zu stellen, und dass sie auch nie andere erlebt haben, die über dieses Wissen verfügen.

Unsachgemäß gestellte verbale Fragen dienen weder der Kinesiologie selbst noch dem Heilungsprozess. Korrekt formulierte Fragen dagegen verbessern jede kinesiologische Arbeit und erhöhen das Wohlbefinden der Klienten, die sich glücklich schätzen können, von dieser exakten Lehre profitieren zu dürfen.

Sollten Sie Bedenken haben, schlage ich vor, dass Sie dieses Buch einfach einmal lesen und dann die Fragen in Situationen stellen, in denen Sie die erhaltenen Antworten überprüfen können, indem Sie beobachten, was mit dem Klienten passiert.

Dr. Jimmy Scott führte mich in dieses Verfahren ein. Jimmy Scott entwickelte die *Health Kinesiology* in den achtziger Jahren und ist ein Fachmann für verbale Fragen. Seine Lehren und Einsichten führten mich auf den langen (und noch unvollendeten) Weg, meine Fähigkeit verbale Fragen zu stellen, zu verfeinern. Dabei sind mir auch einige gravierende Fehler unterlaufen.

Vor einigen Jahren, als meine Söhne noch klein waren, besuchte ich für ein paar Tage meine Eltern. Einer der Jungen war ziemlich widerspenstig und stellte die Geduld seiner Umgebung auf eine harte Probe, sodass ich mich entschloss, mit ihm zu arbeiten. Sein Energiesystem bestand darauf, dass die Arbeit auf zwei Tage verteilt werden sollte. Am Ende der ersten Sitzung fragte ich: „Wann werde ich einen Unterschied durch meine Arbeit feststellen können – wird das heute sein?" Die Antwort war ‚Ja'. Weitere Fragen ließen darauf schließen, dass der Unterschied innerhalb weniger Stunden bemerkbar sein würde. Nun war ich sehr erleichtert, aber nach einer Weile verschlimmerte sich das Verhalten meines Sohnes. Ich stand vor einem Rätsel, denn ich hatte doch ausgetestet, dass ich innerhalb weniger Stunden einen Unterschied bemerken würde. Schließlich fiel der Groschen: Ich hatte angenommen, dass ‚Unterschied' mit ‚Verbesserung' gleichzusetzen war. Natürlich hätte meine Frage so lauten müssen: „Wann werde ich den Nutzen / positiven Unterschied durch meine Arbeit feststellen können?"

Ich hoffe, dass Sie mit diesem Buch Ihre Fähigkeit, verbale Fragen zu stellen, verbessern und Ihren Lernprozess auf der Basis meiner Fehler und Erkenntnisse vorantreiben werden.

Dieses Buch ist für Kinesiologieanwender gedacht. Aber im Unterschied zu anderen Kinesiologie-Büchern bringt es Ihnen keine neuen Verfahren bei, so wichtig diese auch sein mögen. Vielmehr zielt es darauf ab, Ihr Selbstvertrauen in Ihre eigene Fähigkeit, klar definierte Fragen in vielen verschiedenen Situationen zu stellen, zu stärken. Welche Richtung der Kinesiologie sie auch praktizieren oder lernen, dieses Buch wird Ihr praktisches Wissen entscheidend erweitern.

Jane Thurnell-Read

Anmerkung:
Für viele Beispiele in diesem Buch habe ich Situationen mit Blütenessenzen, Affirmationen und Ernährungsproblemen ausgewählt. Diese Auswahl geschah ganz bewusst, da das Buch Kinesiologieanwender verschiedener Richtungen ansprechen soll. Denn die Kunst der verbalen Fragen, die in diesem Buch gelehrt wird, hat vielfältige Auswirkungen und bietet breit gefächerte Anwendungsmöglichkeiten für Ihre Praxis. Bitte passen Sie daher diese Informationen dem kinesiologischen Verfahren an, das Sie verwenden.

Grundgedanken

Systematisches Fragen gegenüber Intuition

Zu den Zielen dieses Buches gehört es, Ihnen eine Hilfestellung beim systematischen Fragen zu bieten. Viele Menschen vertrauen vornehmlich oder allein ihrer Intuition. Aber das funktioniert nicht immer. Manchmal ist Ihre Intuition einfach nicht so gut, vor allem dann, wenn Sie müde sind oder in Ihrem eigenen Leben etwas nicht stimmt. Oder vielleicht arbeiten Sie auch an emotionalen Problemen eines Klienten, die Ihren eigenen emotionalen Themen ähneln.

Die Bedeutung der Absicht

Viele Kinesiologieanwender scheinen zu glauben, dass sie nicht immer „peinlich genau“ arbeiten müssten, denn ihre gute Absicht werde sie schon weiterbringen. Zweifellos werden Sie hervorragende Ergebnisse erzielen, auch wenn Ihre Fragen schlecht formuliert sind. Aber einige Energiesysteme reagieren sehr genau auf die Formulierung der Frage. Wenn Sie also die Absicht haben, etwas nachlässig zu arbeiten (und genau das *ist* Ihre Absicht, wenn Sie nicht die nötige Selbstdisziplin zum Erlernen präziser Fragen aufbringen), werden Sie auch ungenaue, unbefriedigende Ergebnisse erzielen.

Aus dem universellen Wissen schöpfen

Einige Anwender und Schüler halten es nicht für notwendig, sich allzu sehr mit dem Verständnis wissenschaftlicher Erkenntnisse abzumühen, denn sie glauben, sie könnten alles ihnen Unbekannte aus dem ‚universellen Wissen' schöpfen. Zugegeben, einigen Menschen gelingt dies manchmal sicher auch, aber die meisten werden nur unbefriedigende Ergebnisse erzielen, wenn sie sich ausschließlich auf diese externe Quelle verlassen. Beobachten Sie bitte die Ergebnisse dieser Arbeit besonders sorgfältig. Wenn es tatsächlich so einfach und verlässlich wäre, aus dem universellen Wissen zu schöpfen, könnten wir alle genauso gut Gehirnchirurgen wie Kinesiologieanwender werden.

Pedantische Körper

Einige Körper interpretieren Aussagen sehr wörtlich. Sehen Sie sich beispielsweise folgende Frage an:

- Sollten Sie jeden Tag eine Blütenessenz einnehmen?

Das Muskelfeedback der meisten Menschen auf diese Frage wäre ‚Ja', wenn die Person *eine oder mehrere* Blütenessenzen pro Tag einnehmen müsste, aber pedantische Körper könnten diese Frage auch mit ‚Nein' beantworten, wenn *mehr als eine* Blütenessenz nötig ist. Pedantische Körper scheinen oft zu pedantischen Persönlichkeiten zu gehören, also seien Sie auf der Hut. Bei diesen Klienten können wir unsere verbalen Fragetechniken wirklich perfektionieren!

Stilles Fragen

Stilles Fragen, das jedoch nur mit ausdrücklicher vorheriger Zustimmung des Klienten stattfinden darf, hat verschiedene Vorteile:

- Klienten können die Testresultate nicht beeinflussen, da sie nicht wissen, welche Fragen gestellt werden.
- Stilles Fragen geht meistens schneller als lautes Fragen.

Der Hauptnachteil dieser Fragetechnik besteht allerdings darin, dass auch nachlässiges Fragen möglich ist – wenn Fragen nicht laut formuliert werden, geht viel Präzision verloren.

Außerdem wirft diese Technik auch ethische Fragen darüber auf, was für Fragen gestellt werden sollten. Meine eigene Faustregel lautet: Ich stelle nur solche Fragen im Stillen, die ich dem Klienten auch sofort mitteilen würde, wenn er ihren Inhalt wissen wollte.

Welche Muskeln Sie benutzen können

Sie können für verbale Fragen jeden Muskel benutzen. Ich nehme gewöhnlich den Brachioradialis (im Unterarm). Das Testen mit diesem Muskel ist in der Regel für Klienten sehr angenehm, denn bei dem liegenden Klienten ruht der Oberarm auf der Liege. Es ist auch sehr einfach, dem Klienten diese Position des Armes für den Test zu erklären. Welchen Muskel Sie auch nehmen, stellen Sie sicher, dass der Muskel bei der Anwendung Ihrer normalerweise genutzten Techniken oder Überprüfungen erwartungsgemäß reagiert.

Manchmal werden Sie sehr viele verbale Fragen stellen, daher sollten Sie den Muskel nur so leicht wie möglich berühren und die Muskeln auch wechseln, wenn der Testmuskel ermüdet.

Welche Muskelreaktion bedeutet ‚Ja' und welche bedeutet ‚Nein'?

Im Allgemeinen zeigt ein starker oder verriegelter Muskel ein ‚Ja' an, und ein „wackeliger", schwacher oder unverriegelter Muskel bedeutet ‚Nein'.

Aussagen anstatt Fragen benutzen

Einige Kinesiologieanwender verwenden lieber Aussagen als verbale Fragen. Da ich eine Anwenderin der *Health Kinesiology* bin, bin ich an verbale Fragen gewöhnt, aber die Erklärungen in diesem Buch können angepasst werden, wenn Sie lieber Aussagen verwenden. Bei einigen Beispielen werden Sie vermutlich feststellen, dass ich die Frage durchaus in Form einer Aussage formuliere und dann am Ende hinzufüge: „Ist das richtig?“

Anfangsgleichgewicht

Viele Anwender beginnen zu arbeiten, ohne zu überprüfen, ob das Energiesystem balanciert ist. Das funktioniert auch: Klienten geht es danach deutlich besser. Die meisten dieser Anwender benutzen Fingermodi, Reflexpunkte und den Challenge, um die Bedürfnisse des Klienten zu ermitteln. Meiner Erfahrung nach ist jedoch ein balanciertes Energiesystem für die Arbeit mit verbalen Fragen sehr entscheidend. Bei vielen kinesiologischen Verfahren gibt es Vortests, und auch die *Health Kinesiology* bietet eine Reihe von Überprüfungen für verschiedene Aspekte der Balance als Vorbedingung für den Arbeitsbeginn an.

Schutzgegenstände

Manchmal tragen Klienten auch einen Schutzgegenstand, zum Beispiel einen programmierten Kristall oder irgendetwas, das sie vor elektromagnetischer Strahlung schützt. Möglicherweise behindert so ein Gegenstand aber das Testen, denn er könnte Stressoren verdecken. In diesem Fall würde das Testen zu einem falschen Ergebnis führen.

Es gibt zwei Möglichkeiten; Sie können:
- den Klienten bitten, den Gegenstand zu entfernen.
- überprüfen, ob der Gegenstand das Testen behindert.

Die erste Möglichkeit ist unkompliziert. Um die zweite Möglichkeit auszutesten, müssen Sie den Gegenstand abnehmen, denn wenn der Gegenstand problematisch wäre, könnte er auch die Antwort auf die Frage behindern, ob er selbst ein Problem darstellt! Gewöhnlich ist es einfacher, wenn der Klient den Gegenstand für die Dauer der Sitzung einfach entfernt, da er ihn ja für den Test darauf, ob er das Testen behindert, sowieso abnehmen muss. Wenn Sie das aber nachprüfen wollen, sollte der Gegenstand wirklich entfernt werden. Fragen Sie dann:

- Sollten Sie aus irgendeinem Grund den Kristall während der Sitzung nicht tragen?

Vielleicht wollen Sie auch austesten, ob der Gegenstand dem Klienten gut tut. Sie können dazu ähnliche Fragen verwenden, wie jene aus dem Kapitel über Fragetechniken, wenn der Klient bereits Nahrungsergänzungsmittel einnimmt.

Wenn Klienten schwanger oder schwer krank sind oder sehr starke Medikamente einnehmen

Viele Anwender arbeiten nur ungern mit solchen Personen, weil sie Angst haben, sie könnten mehr Schaden anrichten als Gutes tun, auch wenn sie wissen, dass der Muskeltest die Situation des Klienten berücksichtigt. Bei solchen Klienten beginne ich meine Fragen immer mit einem ‚Wenn wir berücksichtigen', zum Beispiel:

- Wenn wir berücksichtigen, dass Sie im sechsten Monat schwanger sind, wäre unsere Zusammenarbeit dann noch angebracht?
- Wenn wir berücksichtigen, dass Sie wegen Ihres hohen Blutdrucks Tabletten nehmen, wäre es dann noch angebracht, Technik X zu verwenden?
- Wenn wir berücksichtigen, dass Sie ernsthaft an Darmkrebs erkrankt sind, wäre es für Sie dann noch angebracht, diese Nahrungsergänzung zu sich zu nehmen?

Auch wenn diese Fragen nicht wirklich notwendig sind, geben sie dem Klienten (und mir!) zusätzliches Selbstvertrauen.

Die Hilfe des Klienten heranziehen

Gelegentlich kann die Arbeit schneller gehen, wenn Sie den Klienten um Vorschläge bitten. Aber diese Vorschläge sind oft auch irreführend oder der Klient vergisst etwas Wichtiges.

Einmal habe ich in einer Sitzung versucht, eine Narbe zu lokalisieren. Ich fragte daher die Klientin, wo sie denn Narben auf ihrem Körper habe, aber keine dieser Narben stellte sich im Test als die gesuchte heraus. Also fragte ich sie nach anderen Narben. Sie bestand darauf, dass es keine weiteren Narben gebe. Ich insistierte, aber sie blieb standhaft. Schließlich suchte ich den ganzen Körper nach der imaginären Narbe ab. Der Test ergab, dass sich die Narbe auf ihrem linken Unterarm befinden müsste, und tatsächlich, dort entdeckte ich sie, fünf Zentimeter lang. Sogar als ich ihr die Narbe zeigte, sagte sie mir, sie wisse davon nichts.

Bei einem anderen Klienten fand ich heraus, dass ich eine Liste fünf ehemaliger Freundinnen benötigte. Ich bat ihn um die Namen all seiner Freundinnen und testete jeden Namen nacheinander, und auf diese Weise fanden wir vier heraus. Er sagte mir, er habe keine weiteren Freundinnen gehabt, also prüfte ich erneut, ob ich tatsächlich einen fünften Namen brauchte. Dann musste ich warten, während er über seine Vergangenheit nachdachte. Plötzlich sagte er: „Ach ja, ich habe meine erste Freundin ausgelassen." Der Test bestätigte, dass dies die fehlende Frau sei.

‚Angebracht' ist ein angebrachtes Wort für das Testen!

Ich benutze bei verbalen Fragen sehr oft den Begriff ‚angebracht'. Nachlässiges Fragen mit dem Wort ‚kann' kommt sehr häufig vor, z. B.:

- Können Sie Weizen essen?

Das heißt ‚Sind Sie in der Lage, Weizen zu essen?', und kann eine irreführende Antwort zur Folge haben, wenn der Körper ‚Ja' sagt (weil Sie natürlich in der Lage sind, Weizen zu essen, denn Sie haben Zähne und wissen, wie man isst usw.). Besser wäre:

- Ist es angebracht für Sie, Weizen zu essen?

Das Wort ‚günstig' ist auch nützlich, z. B.:

- Wäre es günstig für Sie, Weizen zu essen?

Ist das okay?

Die Verwendung von ‚okay' bei verbalen Fragen ist selten okay! Was soll zum Beispiel die Frage heißen:

- Ist es okay für Sie, Kartoffeln zu essen?

Denn wir sind ja nicht daran interessiert zu erfahren, was okay ist, sondern was das Beste oder Optimalste für den Klienten ist. Stattdessen könnten wir eine der folgenden Fragen verwenden:

- Ist es angebracht für Sie, Kartoffeln zu essen?
- Würde Ihre Gesundheit entscheidend davon profitieren, wenn Sie Kartoffeln äßen?

Was ist ‚es'?

Wann immer ich das Wort ‚es' in einer verbalen Frage verwende, überprüfe ich noch einmal die Frage, weil ‚es' etwas Einzelnes impliziert, obwohl Sie vielleicht noch gar nicht wissen, ob es sich um etwas Einzelnes handelt. Zum Beispiel:

- Wäre es für Sie angebracht, Bach-Blütenessenzen zu nehmen? Ja.
- Ist es Rock Rose?

Bei diesen beiden Fragen haben Sie sich vom Plural zum Singular bewegt, ohne dass Sie die Korrektheit dieser Annahme überprüft hätten. Sicher erscheint Ihnen beim Lesen ein solcher Fehler als unwahrscheinlich, aber ich habe genau diese Situation bei vielen angehenden Kinesiologie-Anwendern, die die verbale Fragetechnik erlernen, sehr häufig beobachtet.

Können wir dies auch einfacher / billiger / schneller erreichen?

Manchmal wollen angehende und auch erfahrene Anwender diese Frage stellen, wenn sie bei dem Klienten auf ein Problem stoßen. Aber diese Frage ist wirklich überflüssig – denn wenn es einen einfacheren / billigeren / schnelleren Weg gäbe, um zu demselben Ergebnis zu kommen, hätte das Energiesystem längst darauf verwiesen. *Weniger effektive* Alternativen könnten aber durchaus möglich sein. Diese lassen sich sehr gut durch Indizes (vgl. Kapitel *Indizes*, S. 72) evaluieren.

Ist dies präzise genug?

Manchmal verlangt das Energiesystem nach absoluter Präzision, manchmal jedoch ist auch ein Spielraum erforderlich. Wenn Sie beispielsweise die Tageszeit erarbeiten, zu der ein Klient eine Visualisierung durchführen sollte, könnte es aus einem energetischen Grund entscheidend sein, dass die Visualisierung jeden Abend um genau 20 Uhr beginnt. Der Zeitpunkt könnte andererseits auch nicht so wichtig sein, solange die Visualisierung zwischen 19:45 Uhr und 20:15 Uhr beginnt. Möglicherweise wehrt sich das Energiesystem auch gegen zu präzise Angaben, weil die Person dadurch in unnötigen Stress gerät. Stellen Sie keine Vermutungen an oder Behauptungen auf, was richtig sein könnte, sondern testen Sie:

- Sollten Sie mit Ihrer Visualisierung zwischen 19:45 Uhr und 20:15 Uhr beginnen? Ja.
- Ist das präzise genug? Ja.

Eine ähnliche Situation könnte entstehen, wenn Sie Nahrungsmengen austesten. Vielleicht ist das Energiesystem mit der Anweisung ‚Essen Sie 15 bis 20 Mandeln pro Tag' ganz zufrieden, vielleicht bevorzugt es aber auch die Anweisung ‚Essen Sie 17 Mandeln pro Tag'. Auch hier sollten Sie einfach testen, wie präzise Sie sein müssen.

Fragen zur Überprüfung

Es ist wichtig, dass Sie in Ihre Fragen Überprüfungen einbauen. Bestätigende Fragen sind absolut notwendig. Oftmals sind Sie vielleicht schon der Meinung, alle Optionen bedacht und alle Möglichkeiten berücksichtigt zu haben, und dann fehlt doch etwas. Auch wenn Sie sehr erfahren im Fragen sind, kann Ihnen dies passieren. Es gibt drei markante Faktoren zu beachten:

- Stellen Sie eine allgemeine Frage zur Überprüfung.
- Stellen Sie eine zusammenfassende Frage.
- Stellen Sie eine Gegenfrage.

Allgemeine Fragen zur Überprüfung lassen sich auf vielerlei Weise formulieren, aber ich verwende meist folgende Formulierung:

- Ist bisher alles richtig?

Bei dieser Frage ist es sehr wichtig, dass Sie sorgfältig testen und nicht nur einfach annehmen, dass die Antwort ‚Ja' lauten wird. Seien Sie bescheiden und stellen Sie sich auch darauf ein, einen Fehler gemacht zu haben.

Eine zusammenfassende Frage zu stellen ist besonders nützlich, wenn Sie auf einen sehr komplizierten Sachverhalt stoßen:

- Sie müssen sich also mit dem Daumen der linken Hand an die Nasenspitze fassen und dabei an die Wörter ‚Ich bin stark' denken und gleichzeitig müssen Sie auf Ihr blaues Hemd schauen. Ist das absolut richtig?

Die dritte Art, prüfende Fragen zu stellen, ist die Methode der Gegenfragen. Hier erwarten Sie auf die erste Frage ein ‚Ja' und auf die andere Frage ein ‚Nein'.

- Ist bisher alles richtig verlaufen?
- Soll ich etwas verändern?

oder

- Sollten Sie für eine optimale Gesundheit den Verzehr von Weizen vollständig vermeiden?
- Ist es für Sie angebracht, etwas Weizen zu essen?

Gegensätzliche Fragen zu stellen kann Sie auch vor falschen Annahmen bewahren. Sehen Sie sich diese Frage an:

- Sollten die Möhren roh gegessen werden? Nein.

Sie könnten jetzt leicht annehmen, dass die Möhren gekocht gegessen werden sollten, aber stellen wir doch die Gegenfrage:

- Sollten die Möhren gekocht gegessen werden?

Wenn Sie ein ‚Ja' auf diese Frage erhalten, wissen Sie, dass die Möhren nicht roh gegessen werden sollten. Wenn Sie aber auf diese Frage die Antwort ‚Nein' erhalten, wissen Sie, dass es keine Rolle spielt, ob die Möhren roh oder gekocht gegessen werden.

Gibt es noch etwas, das wir darüber wissen müssen?

Diese Frage ist sehr wichtig, wenn Sie z. B. Hausaufgaben für den Klienten erarbeiten. Wenn Sie diese Frage nicht verwenden, kann es vorkommen, dass Sie noch viele andere Fragen stellen und nur negative Antworten bekommen. Hier ein Beispiel: Sie haben herausgefunden, dass der Klient die Affirmation ‚Ich bin glücklich und fühle mich wohl' in den nächsten sechs Wochen dreimal täglich sagen sollte. Dann fragen Sie anstelle von ‚Gibt es noch etwas, das wir darüber wissen müssen' eine Reihe Zusatzfragen:

- Muss es laut ausgesprochen werden? Nein.
- Es muss also schweigend sein? Nein.
- Oh, es ist also nicht wichtig, ob es laut ausgesprochen oder schweigend gesagt wird. Stimmt das? Ja.
- Spielt es eine Rolle, wo Sie sind, wenn Sie die Affirmation sagen? Nein.
- Ist die genaue Tageszeit für die Affirmationen wichtig? Nein.
- Ist es wichtig, dass Sie dabei alleine sind? Nein.
- Ist es wichtig, dass andere Menschen dabei sind? Nein.
- Also spielt es keine Rolle, ob Sie alleine oder mit anderen Menschen zusammen sind – stimmt das? Ja.

Hieran erkennen Sie, wie Sie mit irrelevanten Fragen viel Zeit vergeuden können. Die Frage ‚Gibt es noch etwas, das wir darüber wissen müssen?', kann diesen Prozess spürbar abkürzen oder sogar überflüssig machen. Natürlich werden Sie manchmal auf diese Frage die Antwort ‚Ja' erhalten. In diesen Fällen fragen Sie einfach weiter und finden einen weiteren Faktor. Dann fragen Sie wieder, ob es noch etwas gibt, das Sie wissen sollten. So geht es immer weiter, bis die Antwort auf die Frage schließlich ‚Nein' lautet.

Ist es wichtig?

Manchmal wird der Klient auch einige Aspekte Ihrer Ergebnisse infrage stellen. Beispielsweise haben Sie herausgefunden, dass der Klient acht Gläser Wasser am Tag trinken sollte, und dann fragt er vielleicht: „Soll ich das zu den Mahlzeiten trinken?" Ihre vorhergehenden Fragen sollten Sie mit der Frage abgeschlossen haben, ob es noch etwas gibt, das Sie wissen sollten – sodass für Sie bereits feststeht, dass der Zeitpunkt der Wasseraufnahme keine Rolle spielt. Aber oft sind Klienten mit einer solchen Erklärung nicht zufrieden, daher frage ich in diesen Fällen:

- Ist es wichtig, ob dieses Wasser zu oder unabhängig von den Mahlzeiten getrunken wird?

Auf diese Frage werden Sie die Antwort ‚Nein' erhalten, aber offenbar ist diese Vorgehensweise für Klienten zufriedenstellender als eine einfache Erklärung.

Widersprüchliche Antworten

Gelegentlich werden Sie anscheinend widersprüchliche Antworten erhalten. Dafür gibt es zwei Gründe:

- Entweder sind Sie oder der Klient nicht im Gleichgewicht, daher sind dessen Antworten nicht korrekt; möglicherweise sind auch Sie beide nicht im Gleichgewicht.

- Sie ziehen falsche Schlüsse aus den Informationen, die Sie erhalten haben.

Wenn ich auf widersprüchliche Antworten stoße, versuche ich zunächst herauszufinden, ob ich vielleicht falsche Annahmen aufgestellt habe. Bleibt dies ohne Resultat, versuche ich mithilfe des normalen Testverfahrens herauszufinden, ob sich der Klient und ich im Gleichgewicht befinden. Sollte einer von uns beiden nicht balanciert sein, korrigiere ich das und untersuche anschließend die Ergebnisse noch einmal auf ihre Richtigkeit. Gewöhnlich überprüfe ich mit Fragen wie diesen jede untersuchte Komponente einzeln:

- Ist es richtig, dass Sie Vitamin C einnehmen sollen? Ja.
- Ist es richtig, dass Sie dies einmal am Tag jeden Morgen einnehmen sollen? Ja.

Wenn Sie sich beide im Gleichgewicht befinden, ziehen Sie aus den erhaltenen Informationen wahrscheinlich falsche Schlüsse. Sie müssen langsam und sorgfältig darüber nachdenken, welche Fragen Sie *genau* gestellt haben und was die Antworten wirklich bedeuten.

Wäre dies ein guter Anfang?

In vielen Fällen, besonders bei komplexen Sachverhalten, ist ein Hinweis hilfreich, der Ihnen die richtige Richtung weist. Fragen, die, abhängig von der Situation, angebracht sein könnten, sind unter anderem:

- Wäre die Blutgruppendiät ein guter Ausgangspunkt?
- Wäre die Diskussion, die wir vor Beginn dieser Sitzung führten, ein guter Ausgangspunkt?
- Wäre das Verhaltensbarometer ein guter Ausgangspunkt?
- Würde uns mein Buch von Louise Hay einen Hinweis auf die gesuchte Affirmation geben?

Denken Sie daran, dass Sie nur nach einem Hinweis suchen, der Sie auf den richtigen Weg bringt. Wenn Sie beispielsweise auf die

Frage nach der Blutgruppendiät ein ‚Ja' als Antwort erhalten, heißt das noch nicht, dass der Klient alle Anweisungen der Blutgruppendiät befolgen sollte. Ob dies tatsächlich der Fall ist, müssen Sie mithilfe weiterer Fragen ermitteln, zum Beispiel:

- Sollen Sie die Anweisungen ganz genau befolgen?

Wenn die Antwort ‚Nein' ist, müssen Sie herausfinden, welche Aspekte verändert werden müssen.

Themen auf einer Liste eingrenzen

Vielleicht bevorzugen Sie aus verschiedenen Gründen eine Liste, zum Beispiel um ein bestimmtes Wort oder ein Verfahren zu finden (vgl. auch „Was tue ich als Erstes / Nächstes?", im Kapitel *Die Sitzung organisieren* auf S. 82). Sie könnten die Liste in beliebiger Reihenfolge durchgehen, bis Sie den richtigen Sachverhalt finden, oder Sie beginnen am Anfang und fragen die Begriffe nacheinander ab. Beide Methoden führen Sie schließlich zum Ziel, aber das könnte Sie eine Menge Zeit kosten. Eine systematische Vorgangsweise wäre daher besser. Teilen Sie sich also die Seite auf, sodass Sie zunächst die obere Hälfte abfragen. Wenn Sie auf ein ‚Ja' stoßen, halbieren Sie diese erste Hälfte noch einmal und testen Sie dann jeden dieser Bereiche aus. Die Suche nach einem Wort auf der Liste könnte demnach so aussehen:

- Befindet sich das genaue Wort, das wir suchen, auf dieser Liste? Ja.
- Ist es eines dieser Wörter? (Sie zeigen auf die erste Hälfte der Liste.) Nein.
- Ist es eines dieser Wörter? (Sie zeigen auf die untere Hälfte der Liste.) Ja.
- Liegt es zwischen hier und hier? (Sie zeigen auf den oberen Teil der unteren Hälfte der Liste.) Nein.
- Liegt es zwischen hier und hier? (Sie zeigen auf die untere Hälfte der unteren Hälfte der Liste.) Ja.

- Ist es eines dieser Wörter? (Sie zeigen auf einige Begriffe.) Ja.
- Ist es ...?

Dieser Vorgang lässt sich noch weiter vereinfachen, wenn Sie Ihre Liste in Bereiche unterteilen und die Bereiche bezeichnen. Diese Bezeichnungen sind für häufig verwendete Listen besonders günstig. Die Sitzung würde dann ungefähr so ablaufen:

- Befindet sich das gesuchte Wort in den Bereichen A bis D? Nein.
- In den Bereichen E bis H? Ja.
- Im Bereich E oder F? Nein.
- Im Bereich G oder H? Ja.
- Bereich G? Ja.

Umfasst Ihre Liste mehrere Seiten, dann verfahren Sie ganz genauso und fragen zunächst nach der ersten Hälfte und dann nach der zweiten. Die Fragen für eine Liste mit fünf Seiten würden beispielsweise ungefähr so lauten:

- Befindet sich der gesuchte Begriff auf den Seiten eins bis drei? Nein.
- Befindet sich der Begriff auf der Seite vier oder fünf? Ja.

Versehentlich den Mittelpunkt ausschließen

Geben Sie bei Ihren Fragen darauf Acht, dass Sie nicht aus Versehen den Mittelpunkt übersehen. Sehen Sie sich beispielsweise diese beiden Fragen an:

- Ist es vor Juli? Nein.
- Ist es nach Juli? Nein.

Sie bekämen diese Antworten, wenn der Zeitpunkt *im* Juli läge.

Bei dem folgenden Beispiel müssen Sie Ihren Finger leicht bewegen, sodass das mittlere Wort entweder in der „oberen" oder der „unteren" Frage eingeschlossen ist, da Sie sonst das Mittelwort ausschließen:

- Befindet es sich über diesem Wort auf der Liste?
- Befindet es sich unter diesem Wort auf der Liste?

Sie könnten die Fragen auch folgendermaßen formulieren:

- Ist es dieses Wort oder steht es darüber auf dieser Liste?
- Steht es unter diesem Wort auf der Liste?

Wenn Sie etwas austesten, das der Klient bereits tut

Manchmal ermitteln Sie durch das Testen etwas, das der Klient schon längst beherzigt. Zum Beispiel könnten Sie beim Testen im Bereich Ernährung die Antwort erhalten, dass der Klient Milchprodukte generell vermeiden oder dass er eine bestimmte Nahrungsergänzung einnehmen soll, und dann sagt er Ihnen, dass er das Empfohlene längst nimmt oder tut. Vielleicht glauben Sie jetzt, Sie hätten einen Fehler gemacht, aber bei näherer Befragung wird der Klient Ihnen erzählen, dass er an der Maßnahme Zweifel gehabt habe, dass er sie in der letzten Zeit nicht so streng befolgt habe oder dass Familienmitglieder oder Freunde ihn deswegen kritisiert oder sich über ihn lustig gemacht hätten. Das Energiesystem des Klienten nutzt also die Gelegenheit, die sich durch das Fragen ergibt, um ihn in seinem Verhalten zu bestätigen, damit er die bereits eingeschlagene Richtung weiterverfolgt.

Aktivitäten

Manchmal müssen Sie eine bestimmte Aktivität herausfinden. Vielleicht sollte der Klient diese Handlung während der Sitzung oder aber danach ausführen.

Oft können Sie die Art der Aufgabe schon ungefähr erahnen (intuitiv oder auf der Basis vorhergehender Erkenntnisse). Benennen Sie die Aufgabe in diesem Fall und fragen Sie:

- Wäre es angebracht, diese Aufgabe zu verwenden?

Wenn Sie ein ‚Ja' erhalten, vergessen Sie nicht, die Gegenfrage zu stellen:

- Müssen wir noch mehr über diese Aufgabe erfahren?

Wenn Sie alles richtig gemacht haben, werden Sie auf die erste Frage ein ‚Ja‘ und auf die zweite Frage ein ‚Nein‘ erhalten. Wenn beide Fragen mit einem ‚Ja‘ beantwortet werden, heißt das, dass Sie zwar grundsätzlich die korrekte Aufgabe gefunden haben, aber dass Sie deren Ausführung noch verändern müssen. In diesem Fall weisen Sie die folgenden allgemeinen Fragen in die richtige Richtung:

- Müssen wir noch mehr darüber wissen, *wie* diese Aufgabe ausgeführt wird?
- Müssen wir noch mehr darüber wissen, *wann* diese Aufgabe ausgeführt wird?
- Müssen wir noch mehr darüber wissen, *wo* diese Aufgabe ausgeführt wird?

Wenn Sie auf die erste Frage ein ‚Ja‘ erhalten, legen Sie eine Pause ein und finden Sie heraus, was genau verändert werden soll. Dann fragen Sie:

- Müssen wir noch mehr über diese Aufgabe wissen?

Wenn Sie ein ‚Nein‘ bekommen, stellen Sie die Gegenfrage:

- Haben wir bezüglich dieser Aufgabe jetzt alles korrekt erfasst?

Wenn Sie über alle Informationen verfügen, die Sie brauchen, sollten Sie ein ‚Ja‘ erhalten. Wenn die Antwort ‚Nein‘ lautet, fahren Sie fort und stellen Sie die nächste Frage:

- Müssen wir noch mehr darüber wissen, wann diese Aufgabe ausgeführt wird?

Jetzt wird es etwas komplizierter, daher stelle ich Ihnen das weitere Vorgehen in einer Tabelle zusammen:

	Frage	Antwort	Aktivität
Frage 1	Müssen wir noch mehr darüber wissen, *wie* diese Aufgabe ausgeführt wird?	Ja	Finden Sie heraus, was es ist, dann gehen Sie zu Frage 4.
		Nein	Gehen Sie zu Frage 2.
Frage 2	Müssen wir noch mehr darüber wissen, *wann* diese Aufgabe ausgeführt wird?	Ja	Finden Sie heraus, was es ist, dann gehen Sie zu Frage 4.
		Nein	Gehen Sie zu Frage 3.
Frage 3	Müssen wir noch mehr darüber wissen, *wo* diese Aufgabe ausgeführt wird?	Ja	Finden Sie heraus, was es ist, dann gehen Sie zu Frage 4.
		Nein	Gehen Sie zu Frage 4.
Frage 4	Wissen wir jetzt alles, was wir für diese Aufgabe brauchen?	Ja	Gehen Sie zu Frage 5.
		Nein	Überprüfen Sie noch einmal die Fragen 1 bis 3.
Frage 5	Gibt es noch etwas, das wir über diese Aufgabe wissen müssen	Ja	Überprüfen
		Nein	Geben Sie dem Klienten die Instruktionen.

Wenn nicht klar auf der Hand liegt, um welche Aktivität es sich handelt, müssen Sie systematisch fragen, um die Wahlmöglichkeiten einzugrenzen. Die Hauptmöglichkeiten für den Klienten sind:

- etwas an einer bestehenden Tätigkeit verändern (z. B. öfter das Sportzentrum besuchen, die Einnahmezeiten von Nahrungsergänzungen verändern usw.)
- etwas einnehmen (z. B. eine Nahrungsergänzung, Blütenessenzen, Kräuter usw.)
- etwas tun (z. B. Übungen, Sport, Atemübungen, Affirmationen, Visualisierungen usw.)
- etwas tragen (z. B. einen Kristall, eine energetische Vorrichtung, eine Farbe usw.)
- mit einer Aktivität aufhören.

Ich erwähne hier auch das „Aufhören mit einer Aktivität“, weil es sonst leicht übersehen wird.

Ersatzmittel oder Ersatzhandlungen

In vielen Fällen werden Sie austesten, ob eine Aktivität verringert oder ganz aufgegeben werden soll, zum Beispiel etwas Besonderes essen oder tun oder mit einem bestimmten Gegenstand kochen. Es kann aber für den Klienten genauso schädigend oder noch nachteiliger sein, wenn er die Handlung oder den Gegenstand durch etwas anderes ersetzt, daher sollten Sie diesen Aspekt bei den Fragen berücksichtigen. Wenn Sie zum Beispiel austesten, dass ein Klient seinen Kaffeeverbrauch auf maximal zwei Tassen am Tag reduzieren sollte, wäre die Idee, die fehlenden Tassen mit Schwarztee oder Alkohol zu ersetzen, vermutlich nicht sehr förderlich. In diesen Fällen frage ich den Klienten, was er gern als Ersatz hätte, und teste das aus. Sollte sich das Testergebnis als unpassend herausstellen, frage ich nach etwas anderem und tue das so lange, bis ich einen passenden Ersatz gefunden habe, oder noch besser, bis mir eine Reihe von Ersatzmöglichkeiten zur Verfügung stehen.

Zum Beispiel hat das Testen ergeben, dass ein Klient seine gewohnten zehn Tassen Kaffee am Tag auf maximal zwei Tassen reduzieren sollte. Dann frage ich, womit er den Kaffee wohl gern ersetzen würde, und er schlägt Tee vor:

- Wäre es angebracht, einen Teil oder die gesamte Kaffeemenge durch Schwarztee zu ersetzen? Ja.
- Den ganzen Kaffee? Nein.
- Mehr als eine Tasse? Nein.
- Also eine Tasse Schwarztee zusätzlich zu den zwei Tassen Kaffee? Ja.

(Ich frage den Klienten nach anderen Ersatzgetränken, und er schlägt Kamillentee vor. Ich entschließe mich, zunächst eine allgemeinere Frage zu stellen.)

- Wären Kräutertees ein angebrachter Ersatz für den gesamten Kaffee oder einen Teil des Kaffees? Ja.
- Kamillentee? Ja.
- Wäre es angebracht, wenn Kamillentee den gesamtem Kaffee ersetzen würde? Nein.
- Mehr als vier Tassen? Nein.
- Weniger als drei Tassen? Nein.
- Drei Tassen? Ja.
- Wären auch andere Kräutertees angebracht? Ja.

Ich frage so lange, bis ich alle passenden Ersatzgetränke herausgefunden habe. Geben Sie dem Klienten nach Möglichkeit immer verschiedene Ersatzmöglichkeiten zur Auswahl.

Mithilfe des Muskeltests Entscheidungen treffen

Einige Kinesiologieanwender setzen den Muskeltest auch für ihre Entscheidungen und Handlungen im Alltag ein. Vor einer Zugreise testen sie beispielsweise den Zug aus. Sie testen, welche Kleidung sie kaufen, welche Bücher sie lesen sollen und so weiter. Meiner Ansicht nach ist dies jedoch eine unangebrachte Verwendung dieser wundervollen Methode. Denn es gehört auch zu unserem Leben, Verantwortung für unsere Handlungen zu übernehmen und Fehler zu machen. Manchmal kann das Muskeltesten Ihnen aber durchaus dabei helfen, eine Wahl zu treffen. Wenn Sie beispielsweise an Allergieproblemen leiden, wollen Sie vielleicht mit Unterstützung des Muskeltests das passende Gericht in einem Restaurant herausfinden. Aber wenn Sie Ihr ganzes Leben vom Muskeltest abhängig machen, nehmen Sie sich die Chance, durch normale Entscheidungen in Ihrer Persönlichkeit zu wachsen.

Gedanken, Wörter & Sätze herausfinden

Es gibt viele Gründe, warum es erforderlich sein kann, eine Reihe von Wörtern oder ein Thema zu finden, z. B. das Thema für ESR (Emotionalen Stressabbau), für die Arbeit an einer Affirmation oder einen besonderen Satz, an den der Klient während des Testens denken sollte.

Etwas denken / über etwas nachdenken

Wenn Denken bei einem Verfahren eine Rolle spielt, ist es wichtig, sich von Anfang an darüber im Klaren zu sein, ob der Klient über etwas nachdenkt oder ob er an ein besonderes Wort, einen Ausdruck oder einen Satz denkt. Wenn er über etwas nachdenkt, müssen Sie das allgemeine Thema finden, sodass der Klient dann selbst nach Belieben an verschiedene Aspekte dieses Themas denkt. Wenn der Klient aber an etwas denkt, müssen Sie das besondere Wort oder die Wörter finden, über die er immer wieder nachdenkt.

Was immer der Klient denken sollte, lassen Sie ihn denken, ohne ihm zu erklären, warum Sie das für bedeutsam halten. Denn das Energiesystem des Klienten hat diese besonderen Wörter oder dieses Thema ausgesucht, weil nur dies die passende emotionale und energetische Antwort auslösen werden.

Durch Ihre Erklärungen zwängen Sie dem Klienten Ihre eigene Interpretation auf, und dies könnte eine ganze Reihe von Emotionen und Gefühlen auslösen, die für den Klienten in dieser Situation nicht angebracht wären.

Wie Sie vorgehen sollten

Sie finden Gedanken, Wörter und Ausdrücke auf verschiedene Arten:

- Intuition
- logische Rückschlüsse; indem Sie mit dem arbeiten, was Sie über den Klienten wissen
- Verwendung von Listen (bereits angesprochen)
- ganz von vorne anfangen und systematisch arbeiten

Alle diese Methoden werden Sie vermutlich bei unterschiedlichen Gelegenheiten verwenden, je nach Situation.

Wie viele Wörter?

Wenn die Person an etwas Besonderes denken sollte, ist es oft nützlich herauszufinden, um wie viele Wörter es sich handelt. Die entsprechende Anfangsfrage ist einfach, z. B.:

- Um wie viele Wörter geht es – mindestens zwei?

Stehen einige Wörter schon fest, sollte Ihre Frage klar formuliert sein, denn die fehlenden Wörter können auf zwei Arten gefunden werden. Die Fragen lauten:

- Wie viele zusätzliche Wörter gilt es zu finden – mindestens vier?

Oder Sie fragen:

- Wie viele Wörter brauchen wir bei diesem Thema insgesamt – mindestens vier?

In den meisten Fällen ist es aber einfacher, nach den zusätzlichen Wörtern zu fragen.

Welches Wort zuerst?

Sobald einmal die genaue Anzahl der Wörter feststeht, scheint es nahe zu liegen, zunächst das erste Wort zu finden, aber dieser Weg ist nicht immer der schnellste und einfachste. Suchen Sie zum

Beispiel bei der Arbeit mit einem Kollegen nach vier Wörtern und die Antwort lautete ‚ein kompetenter Kinesiologieanwender sein', ginge es wahrscheinlich schneller voran, wenn Sie zuerst nach dem vierten Wort suchen würden. Sie könnten also auch einige Fragen stellen, um das beste erste Suchwort herauszufinden:

- Ist es am besten, das erste Wort zuerst zu finden?

Hat es mit X zu tun?

Diese Frage kann sehr nützlich sein, aber ich formuliere sie durch den Zusatz des Wortes ‚eindeutig' immer klarer, z. B.:

- Hat es eindeutig mit Arbeit zu tun?

Wenn also beispielsweise das gesuchte Wort ‚Mutter' wäre, erhielten Sie als Antwort auf diese Frage ein ‚Nein', auch wenn die Beziehung zu der eigenen Mutter eine Auswirkung auf Arbeitsbeziehungen haben kann. Wenn aber das gesuchte Wort ‚Chef' oder ‚Büro' oder ‚Beförderung' oder ‚arbeiten' wäre, erhielten Sie als Antwort auf diese Frage ein ‚Ja'.

Die Verwendung des Wortes ‚eindeutig' dient dazu, den Spielraum der Fragen einzugrenzen.

Allgemeine Bereiche

Auf der Suche nach Wörtern tauchen häufig einige allgemeine Kategorien auf, die so früh wie möglich ausgetestet werden sollten. Häufige Themen sind:

- Emotionen (z. B. Angst, Wut, Liebe, Glück, Elend usw.)
- Gefühle (z. B. heiß, kalt, zitternd, schmerzhaft usw.)
- Tugenden und Laster (z. B. Ehrlichkeit, Integrität, Wahrheit, Gemeinheit, Gier, Ehebruch usw.)
- abstrakte Begriffe (z. B. Erfolg, Frieden, Unabhängigkeit usw.)
- Körpermerkmale (z. B. fett, dünn, schön, sexy, steif, schmerzend, alternd usw.)

- Gesundheit / Krankheit (z. B. gesund, fit, energetisch, lebendig, kraftvoll, krank, ungesund, sterbend, altersschwach usw.)
- Beziehungen (z. B. Liebe, Intimität, Zärtlichkeit, Mutter, Verwandter, Liebhaber usw.)
- Ziele (z. B. Zukunft, Zweck, Absicht, Träume, Ideale, Vision, Ziel, Ehrgeiz oder ein vom Klienten genanntes Ziel usw.)
- Spiritualität (z. B. Gott, Geist, Erleuchtung, Religion, Sünde usw.)

Bitte beachten Sie, dass sich diese allgemeinen Kategorien nicht ausschließen. Das Wort ‚Liebe' gehört daher sowohl zu der Kategorie ‚Emotionen' wie auch zu ‚Beziehungen'.

Grammatik benutzen

Schätzen Sie sich glücklich, wenn Sie in der Schule Grammatik gelernt haben. Wenn nicht (oder wenn Sie einen Auffrischungskurs benötigen), sehen Sie sich Anhang 2 an. Das Wissen um die grammatikalische Struktur der Klientengedanken kann Sie schnell zu passenden Wörtern oder Begriffen führen. So sind auch manche der psychologischen Techniken der *Health Kinesiology* nach grammatikalischen Strukturen kategorisiert. Und das nicht nur aus Bequemlichkeit, sondern weil wir annehmen, dass unterschiedliche grammatikalische Strukturen über verschiedene energetische Qualitäten verfügen.

Am einfachsten lässt sich die Wichtigkeit von Grammatik anhand einiger Beispiele demonstrieren. Halten Sie sich die verschiedenen Möglichkeiten vor Augen, die es gibt, wenn Sie drei Wörter herausfinden wollen, an die der Klient denken sollte. Hier sind einige Beispiele:

Der Gebrauch einer Konjunktion wie ‚und' oder ‚oder', z. B.:

- Glück und Erfolg
- beliebt oder respektiert

Der Gebrauch eines Adverbs und eines Adjektivs, z. B.:
- ganz glücklich sein
- jetzt glücklich sein

Der Gebrauch eines Präpositionalsatzes, z. B.:
- in der Mitte
- am oberen Ende
- ohne blassen Schimmer

Der Gebrauch eines Artikelwortes und eines Adjektivs und Substantivs, z. B.:
- eine erfolgreiche Frau
- ein glücklicher Mann
- ein kompetenter Kinesiologieanwender

Da es auf der Suche nach drei Wörtern also diese und noch weitere Möglichkeiten gibt, ist es ratsam, zunächst nach den Wortarten zu fragen.

Wenn Sie mit diesen Fragen zu arbeiten beginnen, werden Sie das Ganze zunächst als mühselig und langsam empfinden, aber Ihr Können wird sich allmählich verbessern und Sie werden erkennen, dass Sie auf diese Weise die gesuchten Wörter schnell finden.

Wenn Ihr Grammatikwissen für diese Kategorisierung von Wörtern nicht ausreicht, beschäftigen Sie sich einige Zeit mit Anhang 2. Sie können auch fragen und dabei Beispiele geben, z. B.:

- Ist die Struktur ähnlich wie bei ‚eine erfolgreiche Frau' / ‚ein glücklicher Angestellter' / ‚eine belesene Person'?

Bei dieser Frage sind Sie nicht daran interessiert, ob einer dieser Sätze korrekt ist, sondern einfach nur daran, ob die gesuchten Wörter derselben Form folgen. Sie würden beispielsweise ein ‚Ja' als Antwort erhalten, wenn der Satz, nach dem Sie suchen, ‚eine einsame Ehefrau' lautete.

Der Sinn von Fragen nach der grammatikalischen Struktur des Gedankens erschließt sich Ihnen vielleicht besonders dann, wenn Sie mehrere Wörter finden müssen, aber auch bei nur einem Wort können solche Fragen sehr nützlich sein. So sollten mehrere

Klienten von mir einmal Wörter denken wie ‚ich' oder ‚mich' oder ‚sie' oder ‚falls' oder ‚wann'. Ohne die folgenden Fragen wären solche Wörter schwer zu ermitteln:

- Ist das Wort, nach dem ich suche, ein Pronomen? (z. B. ich, sie, uns, warum, wann usw.)
- Ist das Wort, nach dem ich suche, eine Konjunktion? (z. B. falls, wie, weil usw.)

Die angebrachteste Weise, etwas herauszufinden

Interessanterweise ist der einfachste Weg, etwas herauszufinden, nicht immer auch der angebrachteste. Das scheint besonders im Bereich der psychologischen Themen der Fall zu sein. Denn obwohl der Sachverhalt auf einer Liste stehen kann, die Sie häufig benutzen, kann das Energiesystem von einer Suche ohne Liste profitieren. Beispielsweise kann sich das Ermitteln des Wortes ‚Wut' mithilfe einer Liste energetisch sehr vom Ermitteln der ‚Wut' mithilfe der folgenden Fragen unterscheiden:

- Ist das Wort, nach dem wir suchen, eine Emotion? Ja.
- Ist es eine negative Emotion? Ja.
- Ist es Angst oder ein ähnliches Wort? Nein.
- Ist es Ärger oder ein ähnliches Wort? Ja.
- Ist es Ärger? Nein.
- Ist es weniger intensiv als Ärger? Nein.
- Ist es intensiver als Ärger? Ja.
- Ist es Zorn? Nein.
- Ist es Wut? Ja.

Hier kann sich uns, besonders wenn wir laut fragen, ein ganzes Assoziationsfeld eröffnen, und das Verfahren wird so für den Klienten sehr viel tiefer, reicher und bedeutsamer.

Synonyme / Hinweise

Ein Synonym ist ein Wort, das dasselbe bedeutet wie ein anderes Wort: krank und ungesund werden beispielsweise als Synonyme bezeichnet. Hinweise sind keine Synonyme, aber es können Wörter sein, die das Gegenteil bedeuten oder mit dem ursprünglich gesuchten Wort verbunden sind. Hier ist ein Beispiel:

- Ist fett ein Hinweis auf das Wort, nach dem wir suchen? Ja.

Die Möglichkeiten sind jetzt zahllos:

- Das Wort könnte fett selbst sein.
- Das Wort könnte ein Synonym von fett sein, zum Beispiel fettleibig, breit, übergewichtig usw.
- Das Wort könnte ein Gegenteil von fett sein, zum Beispiel dünn, schlank, schmal usw.
- Der gesuchte Begriff könnte mit dem Wort fett in Verbindung stehen, z. B. Diät / eine Diät machen, Völlerei, Abstinenz usw.

Die Fragen könnten also folgendermaßen aussehen:

- Ist das Wort wirklich fett? Nein.
- Ist es ein Synonym für fett? Nein.
- Ist es ein Gegenteil von fett? Ja.
- Ist es schlank? Nein.
- Ist es dünn? Ja.

Manchmal kennen Sie das gesuchte Wort bereits

Manchmal sieht man auch den Wald vor lauter Bäumen nicht, z. B.:

- Ist es ein positives Wort? Ja.

Einmal habe ich sehr lange nach der Antwort gesucht, bis ich herausfand, dass das gesuchte Wort einfach ‚positiv' lautete.

Bei einer anderen Gelegenheit suchte ich nach einem Ausdruck, von dem ich schon wusste, dass er mit ‚Angst vor …' begann. Die Fragen hatten aber ergeben, dass noch ein Wort fehlte. Sehr verlegen stellte ich nach einer Weile fest, dass das gesuchte

Wort Angst war – der Ausdruck war ‚Angst vor der Angst'. Seitdem sind mir auch Ausdrücke begegnet wie ‚Wissen wissen', ‚Akzeptanz akzeptieren', ‚Leben leben' und ‚an Leiden leiden'. Sobald Sie einmal wissen, dass es solche Möglichkeiten gibt, sind diese Wörter nicht allzu schwer herauszufinden.

Menschen, die zu einer bestimmten Kategorie gehören

Manchmal müssen Sie eine bestimmte Kategorie von Menschen ermitteln, weil der Klient zum Beispiel im Rahmen eines kinesiologischen Verfahrens darüber nachdenken sollte oder weil diese Menschen Teil einer Affirmation sind, z. B. meine Arbeitskollegen, Personen, die älter als ich selbst sind, Männer usw. Wenn Sie schon wissen, dass Sie nach einer bestimmten Kategorie von Menschen suchen, können Sie nach der Art der Kategorie fragen, um die Optionen einzugrenzen, z. B.:

- Ist es eine Geschlechtskategorie? (z. B. Männer, Frauen, schöne Frauen, Männer, die schlauer sind als ich selbst usw.)
- Ist es eine Beziehungskategorie? (z. B. Schwestern, Geschwister, meine älteren Cousins, Eltern, Freunde, Frauen, die ich attraktiv finde usw.)
- Ist es eine Arbeitskategorie? (z. B. Kollegen, Kunden, Vorgesetzte)
- Ist es eine Autoritätskategorie? (z. B. Polizei, Bankmanager, Chefs, Beamte usw.)

Ist die Art der Kategorie bekannt, sind die Wörter in der Regel leichter aufzuspüren.

Eine genannte Person finden

Gelegentlich suchen Sie weniger nach einer bestimmten Kategorie von Menschen als nach einer genannten Person, z. B. meine Mutter,

Anna, Susanne und Peter, Onkel David usw. Da dies oft Verwandte sind, könnte Ihre erste Frage lauten:

- Ist es ein Verwandter?

Mit dieser Frage fragen Sie sowohl nach Blutsverwandten wie auch nach Verwandten durch Adoption oder Heirat. Wenn Sie auf diese Frage ein ‚Ja' erhalten, würde die nächste Frage lauten:

- Ist es ein Blutsverwandter?

Das kann aber auch ein Fass ohne Boden sein, denn der Klient könnte jemanden als Blutsverwandten einstufen, der es gar nicht ist (wegen Ehebruchs oder Adoption). Also stelle ich die Frage gewöhnlich direkter:

- Suchen wir nach einem Blutsverwandten, und zwar im wortwörtlichen Sinne?

Manchmal könnte es nicht angebracht sein, so zu fragen. In solchen Situationen stelle ich die einfache Frage, aber habe vor Augen, dass dies die exaktere Frage impliziert. Wenn es kein Verwandter ist, fragen Sie nach:

- gegenwärtigen oder früheren Freunden / Freundinnen
- Freunden
- ‚Helden' des Klienten, z. B. ein Sportler oder eine Berühmtheit
- Arbeitskollegen / Chefs

Der Klient könnte aus vielen Gründen über jemanden nachdenken müssen. Zum Beispiel könnte der Klient zur genannten Person eine schwierige Beziehung haben, aber es könnte genauso sein, dass der Klient eine Qualität der genannten Person bewundert, oder dass sie in irgendeiner anderen Art etwas symbolisiert. Als ich noch ein Kind war, sagte meine Mutter beispielsweise immer zu mir: „Warum kannst du nicht wie Margot sein?" – die Tochter einer Nachbarin, die immer adrett, ordentlich und gehorsam war. Wenn ich an Margot denke, erinnert mich das aus diesem Grund daran, wie ich in gewisser Weise die Erwartungen meiner Mutter nicht erfüllt habe.

Der Gebrauch von Schimpfwörtern, kindischen Ausdrücken, Kosenamen und spezieller Terminologie

Manchmal ist ein Wort nur schwer zu ermitteln, weil es ein Schimpfwort ist, und solche Wörter sind im Gespräch mit dem Klienten oft scheinbar unpassend. Einmal sollte eine Klientin während des Testens an ein besonderes Schimpfwort denken. Ich war sehr überrascht, weil sie mir eine so tugendhafte Dame zu sein schien. Als ich ihr das erklärte, lief sie feuerrot an und erklärte mir, dass sie dieses Wort benutze, wenn sie alleine sei und sich über andere ärgere.

Bei einer anderen Gelegenheit sollte ich mir einen Ausdruck für eine Korrektur an mir selbst ausdenken. Der Test ergab schließlich den Ausdruck ‚arte Sachen tun'. Mein Energiesystem beharrte darauf, dass ich das Wort ‚art' nicht als das Wort ‚hart' denken dürfe. Und als ich genau diese Wörter dachte, führte mich dies zurück in die Zeit, als ich sehr klein war und manchmal die Welt als überwältigend empfand. Die energetische Erfahrung dieser Gedanken unterschied sich völlig von der Erfahrung bei den Gedanken ‚harte Sachen tun', die zu einem viel erwachseneren Erleben führte.

Klienten gebrauchen vielleicht auch Wörter, die mit ihren besonderen religiösen Überzeugungen, mit ihrem technischen Wissen, mit den Kosenamen für jene, die sie lieben, oder mit Kindheitsnamen für Körperteile in Zusammenhang stehen usw. In diesen Fällen wird es für die Wortsuche notwendig sein, aktive Hilfe vom Klienten in Anspruch zu nehmen.

Oft ist der größere Zusammenhang eines Wortes, beispielsweise die religiösen Überzeugungen einer Person oder ihre Arbeit, offensichtlich, aber das ist nicht immer so. Stoße ich bei der Suche auf Probleme, könnte ich die Frage stellen:

- Ist es ein Wort, mit dem ich vertraut bin?

Wenn ich die Antwort ‚Nein' erhalte, muss ich zum Aufspüren des Wortes die Hilfe des Klienten heranziehen.

Positiv / Negativ / Neutral

Einige Wörter sind deutlich positiv oder negativ, z. B. Hass oder Selbstbezogenheit, andere aber lassen sich viel schwieriger kategorisieren. Ich stufe ‚Ärger‘ als negativ ein, denn im Allgemeinen wird es als negatives Wort betrachtet. Was ist mit Wörtern wie ‚ich‘ oder ‚ich selbst‘ oder ‚sie‘? Ich stufe sie als neutral ein. Einige Wörter sind sogar noch problematischer. Ist ‚weich‘ ein negatives oder ein positives Wort? Vielleicht sagen Sie jetzt, dass das doch kontextabhängig sei, und da könnten Sie auch Recht haben, aber für die verbalen Fragen ist eine solche Klassifizierung notwendig.

Bei der Schlussanalyse spielt diese Klassifizierung keine Rolle, solange Sie bei der Einstufung konsequent sind. So wissen Sie bei der Antwort ‚Ja‘ auf die Frage ‚Ist dieses Wort ein positives Wort?‘, ob ‚weich‘ und ‚ich selbst‘ jetzt möglich sind oder ausgeschlossen werden müssen.

Grundemotionen und ihr Spektrum

Oft werden Angst, Traurigkeit, Glück und Ärger als die menschlichen Grundemotionen betrachtet, aber anthropologische Forschungserkenntnisse haben auf zwei weitere Emotionen verwiesen. Die sechs Emotionen sind:

- Angst
- Traurigkeit
- Glück
- Ärger
- Mitgefühl
- Ekel

Lester Levenson verwendet in seiner Arbeit die folgenden Kategorien:

- Apathie
- Schmerz

- Angst
- Lust
- Ärger
- Stolz
- Mut
- Akzeptanz
- Frieden

Silvan S. Tomkins kategorisiert wie folgt:

- Ärger
- Interesse
- Verachtung
- Widerwille
- Leid
- Angst
- Freude
- Scham
- Überraschung

Auch W. Parrot nennt sechs Grundemotionen:

- Liebe
- Freude
- Überraschung
- Ärger
- Traurigkeit
- Angst

Er listet außerdem Sekundäremotionen auf, die mit jeder dieser Grundemotionen verbunden sind, sowie Tertiäremotionen, die wiederum mit jeder dieser Sekundäremotionen in Zusammenhang stehen.

Welche Kategorisierung Sie auch verwenden, diese ‚Grundemotionen' können Ihnen als Ausgangspunkt zum Auffinden der tatsächlich vorliegenden Emotion dienen. Aber behalten Sie im Auge, dass die Emotion, nach der Sie suchen, schon die Grundemotion sein könnte. Andernfalls müssen Sie eine Emotion finden, die zu dieser Familie gehört. Angst-Wörter sind zum Beispiel auch Furcht, Schrecken, Schüchternheit, Panik, Sorge usw. Bei diesen Wörtern werden Sie feststellen, dass einige intensiver als andere sind, z. B. ist Schrecken stärker als Angst, Furcht ist schwächer als Angst. Diese Abstufung kann Ihnen bei der Suche nach dem Wort gute Dienste leisten. Die Fragen lauten dann folgendermaßen:

- Suchen wir nach einer der Ärger-Emotionen? Ja.
- Ist es Ärger? Nein.
- Ist die Emotion stärker als Ärger? Nein.
- Ist sie schwächer als Ärger? Ja.
- Ist es Ungeduld? Nein.
- Ist es Gereiztheit? Ja.

(Vgl. Anhang 4 mit Listen der Emotionen.)

Ist das die Wurzel?

Diese Frage kann sehr nützlich sein. Nehmen wir das Wort Liebe: Es gibt mindestens 19 Wörter, deren Wurzel Liebe ist, mit dem Wort selbst sind es 20. Für den Fall, dass Sie mir nicht glauben, hier sind sie:

geliebt
Liebchen
Liebe
liebend
Liebende
liebenswert
liebenswerterweise
Liebenswürdigkeit
liebeskrank
Liebeskunst
liebesverloren
liebevoll

Liebhaber
lieblich
Liebling
lieblos
liebloserweise
ungeliebt
unliebenswürdig
unliebsam

Bei der Frage ‚Ist das Wort Liebe?' könnten Sie beispielsweise die Antwort ‚Nein' erhalten und sich dann in eine völlig andere Richtung bewegen. Damit dies nicht passiert, können Sie auch so fragen:

- Ist Liebe die Wurzel dieses Wortes? Ja.
- Ist es Liebe? Nein.
- Ist es ein Adjektiv? Ja.
- Hat es die Vorsilbe ‚un'? Ja.
- Ist es unliebenswürdig? Nein.
- Ungeliebt? Ja.

Nützliche Bücher

Nachschlagewerke sind bei der Suche nach dem fehlenden Wort durchaus nützlich. Einfache Wörterbücher bringen Sie aber in der Regel nicht viel weiter, da sie nur Synonyme angeben. Ein Thesaurus dagegen ist weitaus hilfreicher, z. B.:

Wehrle, Hugo und Eggers, Hans: *Deutscher Wortschatz, Ein Wegweiser zum treffenden Ausdruck*, Stuttgart: Ernst Klett Verlag, 1993

Peltzer, Karl und Normann, Reinhard von: *Das treffende Wort, Wörterbuch sinnverwandter Ausdrücke*, Thun: Ott Verlag, 2001

Lokalisierung: Wo ist es?

Manchmal müssen Sie im Rahmen der Sitzung etwas am Körper platzieren oder eine Handlung sollte an einem gewissen Ort erfolgen. Manchmal versuchen Sie auch etwas zu lokalisieren, das für ein gewisses Verfahren benötigt wird.

„Scannen“ und Gegenstände auf den Körper auflegen

Manchmal muss ein Klient etwas direkt am Körper tragen (z. B. einen Kristall) oder etwas muss als Teil eines energetischen Verfahrens mit dem Körper in Kontakt kommen (z. B. ein Magnet, ein Kristall oder gefärbtes Licht). Systematisches Fragen ist daher oft notwendig, um den genauen Punkt zu finden. In den meisten Fällen spielt es dabei keine Rolle, wo genau das Objekt liegt, solange es am Körper ist, daher ist eine Vorfrage wie die folgende durchaus angebracht:

- Ist es wichtig, wo der Kristall liegt?

Wenn Sie hier ein ‚Ja‘ als Antwort erhalten, müssen Sie mit den Fragen fortfahren. Mir hilft es immer, den Körper als Kasten zu betrachten (mit einem Vorderteil, einem Rücken, zwei Seiten, einem Deckel und einem Boden).

Wenn Sie herausfinden, dass der Gegenstand auf der Vorderseite des Körpers liegen sollte, fragen Sie weiter:

- Liegt er oberhalb des Nabels? (Ich nehme lieber den Nabel als die Taille, weil bei manchen Leuten die Taille nicht genau zu lokalisieren ist!)

Oder Sie fragen:

- Liegt er auf den Beinen?

Auf diese Weise ermittele ich einen grob umrissenen Bereich, und dann scanne ich, um den genauen Punkt zu finden. Ich übe einen leichten, beständigen Druck auf den Muskel aus und scanne dabei entlang einer gedachten Linie etwas außerhalb des Körpers mit einem Finger oder einem Zeigestock. Wenn der Muskel nachgibt, befinden Sie sich an der richtigen Stelle.

Nehmen wir beispielsweise an, das Objekt befinde sich an der Vorderseite des Körpers oberhalb des Nabels, dann scanne ich vom Hals bis zum Nabel auf der Mittellinie. Ich bitte darum, dass der Arm nachgibt, sobald ich die korrekte Ebene erreiche. Dann frage ich, ob ich mich in meine Richtung oder von mir weg bewegen muss. Sobald dies klar ist, scanne ich wieder in dieser Richtung und warte darauf, dass sich der Arm beim richtigen Punkt senkt.

Mein Partner John Payne glaubt, es sei künstlich und inkonsequent – und auch unnötig – darum zu bitten, dass der Arm nachgibt. Er legt, wie bereits angesprochen, einen größeren Bereich fest, zeigt dann auf den ungefähren Mittelpunkt dieses Bereichs und fragt:

- Liegt die Stelle oberhalb dieses Punktes?

Wenn er als Antwort ein ‚Ja' erhält, scannt er von diesem Punkt aus nach oben und fragt an verschiedenen Stellen entlang des Weges immer wieder:

- Liegt sie oberhalb dieses Punktes?

Der Arm wird wieder nachgeben, wenn er den richtigen Punkt erreicht hat.

Eine Vorgangsweise, bei der der Muskel erst dann schwach reagiert, wenn Sie den richtigen Punkt erreicht haben, kann günstiger sein, weil das wiederholte Testen des Muskels zum einen den Klienten ermüdet, zum anderen den Testprozess verlangsamt, denn Sie müssen den Arm ja immer wieder in die Testposition zurückbringen. Wie immer ich auch vorgehe, zum Schluss stelle ich zwei Prüffragen:

- Ist dort die exakt richtige Stelle?
- Muss noch irgendetwas verändert werden?

Beim Scannen sollten Sie das Objekt nicht in Ihrer Hand halten, denn dies könnte die Ergebnisse verzerren, da der Körper aus dem Gleichgewicht geraten könnte.

Scannen kann auch für die Suche eines Postens auf einer Liste oder eines Gegenstandes in einer Schachtel verwendet werden.

Einen bestimmten Ort lokalisieren

Für die Lokalisierung eines bestimmten Ortes müssen Sie zunächst einen grob umrissenen Bereich ermitteln. Dieser kann sich auch schon aus dem Kontext der Fragen ergeben. Der Ort kann sehr spezifisch sein (z. B. das Schlafzimmer des Klienten, ein besonderer Schönheitsfleck usw.) oder allgemeiner (z. B. überall, solange es im Freien ist; am Meer; in einem kleinen, dunklen Raum usw.). Das sollte zunächst mit Fragen festgestellt werden, z. B.:

- Ist es ein bestimmter Ort?
- Ist es ein allgemeiner Ort mit bestimmten Eigenschaften?

Wenn dies feststeht, kann der genaue Ort eingegrenzt werden. Wenn es ein bestimmter Ort ist, wären folgende Fragen angebracht:

- Ist dies ein bestimmter Ort, der dem Klienten bekannt ist?
- Ist mir (dem Anwender) dieser Ort bekannt?
- Befindet er sich im Inneren eines Gebäudes?

Wenn es ein allgemeiner Ort mit bestimmten Eigenschaften ist, werden die Fragen anders lauten müssen, z. B.:

- Befindet sich der Ort, nach dem wir suchen, im Freien?
- Ist dies ein Ort, den der Klient angenehm finden würde?
- Ist der Geräuschpegel oder das Licht wichtig?
- Ist es wichtig, ob andere Leute dort sind oder nicht?

Ein Objekt lokalisieren

Wenn Sie herausfinden möchten, ob ein bestimmtes Objekt während oder nach einer Sitzung benötigt wird, kann es nützlich sein, es zu lokalisieren. Vielleicht suchen Sie nach einem nur einmal vorhandenen Objekt (z. B. dem Lippenstift der Klientin, einem besonderen Kristall, der Toilettenbürste in Ihrer Toilette) oder Sie suchen nach einem Exemplar mehrfach vorhandener Objekte, das sich einfach lokalisieren lässt (z. B. ein Spiegel, alles Rote, etwas Pelziges, etwas Eiskaltes usw.). Sie müssen also zunächst sicherstellen, ob es ein wirklich einzigartiges Objekt ist. Auch wenn der Lippenstift einer Klientin tatsächlich kaum einzigartig ist, weil es mehrere davon zu kaufen gibt, betrachten wir ihn für unsere Zwecke als einzigartig, da nur dieses Objekt für uns verfügbar ist. Die Fragen könnten so aussehen:

- Suchen wir nach einem einzigartigen Objekt? Ja.
- Gehört es zu Ihnen? Ja.
- Tragen Sie es im Augenblick bei sich? Ja.
- Befindet es sich in Ihrer Handtasche? Nein.
- Befindet es sich in Ihrer Manteltasche? Ja. (Die Klientin leert die Manteltasche.)
- Ist es dieses hier? Ja.

Mengenangaben: Wie viel?

In verschiedenen Situationen kann es erforderlich sein herauszufinden, wie viel von etwas notwendig ist. Zum Beispiel die für die Gesundheit optimale Gemüsemenge oder auch die Höchstmenge, die ein Klient tolerieren kann, ohne problematisch auf eine Substanz zu reagieren oder seine Gesundheit zu schädigen. Die Suche nach einer solchen Information kann sehr lange dauern, wenn sie nicht systematisch erfolgt.

Wie messen wir?

Wichtig bei dieser Testmethode ist, dass Sie dem Klienten Anweisungen geben, die eine praktische Hilfe sind. Für Nahrungsergänzungen und Ähnliches ist das einfach, da hier die Einnahmemenge als Anzahl der Tabletten oder Kapseln angegeben ist. Bei den Größenordnungen im Fall von Lebensmitteln und Getränken wird die Sache jedoch komplizierter.

Die gängigen Maße für Lebensmittel sind:
- Kilogramm
- Gramm
- Löffel (z. B. Teelöffel, Esslöffel)
- Tassen
- Normalportionen
- Einheiten (z. B. Scheiben Brot, Anzahl Trauben usw.)
- Prozentangaben

Die gängigen Maße für Flüssigkeiten sind:
- Liter
- Halbe Liter

- Milliliter
- Tassen / Gläser
- Einheiten (z. B. Whiskymaße, Flaschen Bier usw.)
- Prozentangaben

Geben Sie dem Klienten mehrere Möglichkeiten zur Auswahl und fragen Sie nach seinen Vorlieben, z. B. ob er lieber Kilogramm, Gramm oder Löffel mag. Wenn er die Maßeinheit Löffel vorzieht, fragen Sie ihn nach der passenden Löffelgröße usw. Vielleicht möchten Sie für einige Dinge die Maßangabe ‚Normalportion' oder ‚durchschnittliche Scheibe Brot' oder ‚meinen Lieblingsbecher' verwenden. Bitten Sie den Klienten in diesem Fall darum, dass er mit den Händen die Größe anzeigt, bevor Sie mit dem Fragen beginnen. Wenn Sie sichergehen wollen, könnte sich der Klient die Größenordnung während des Testens auch vorstellen.

In einigen Fällen sollten Sie den Klienten auch fragen, ob er lieber nach der Gesamtmenge oder der Zusatzmenge gefragt werden möchte. Bei der Überprüfung der Wasseraufnahme eines Klienten könnten Sie diese beispielsweise im Hinblick auf die Gesamtmenge (z. B. acht Gläser am Tag) oder im Hinblick auf die Zusatzmenge zur derzeitigen Aufnahme (z. B. drei Gläser am Tag) ausdrücken.

Wie viel?

Bevor Sie eine dieser Fragen stellen, sollten Sie vorher festgelegt haben, ob Sie nach dem Minimum, dem Maximum oder nach dem Optimum fragen.

- Minimum: Wenn jemand nur wenig Geld hat oder zögert, aktiv zu werden, könnten Sie nach dem Minimum fragen, mit dem der Klient eine positive Wirkung erzielt.
- Maximum: Wenn Sie etwas austesten, das grundsätzlich für die Person nicht gut ist, möchten Sie vielleicht wissen, welches Maximum sie oder er zu sich nehmen kann / tun kann, ohne Schaden zu nehmen. Bei dem jeweiligen Ergebnis sollten Sie dem

Klienten erklären, dass ihm der Körper nicht vorschreibt, drei Tassen Kaffee am Tag zu trinken, sondern dass er das maximal verträgliche Maß angibt.

- Optimum: Wenn Sie bei günstigen Dingen austesten, was für den Klienten entweder im Allgemeinen oder bei einem speziellen Problem am besten ist.

Für das Austesten der passenden Weizenmenge für einen Klienten mit Toleranzproblemen könnten die Fragen so aussehen:

- Wie viel Brot dürfen Sie maximal pro Tag essen, wenn dies Ihre einzige Weizenquelle ist – fünf Scheiben? Ja. (Klientin hat vorher mit ihren Händen gezeigt, wie groß eine normale Scheibe Brot ist.)
- Mindestens fünf Scheiben? Nein.
- Sind es drei Scheiben? Nein.
- Sind es vier Scheiben? Ja.
- Wenn Sie Ihr Lieblingsmüsli zum Frühstück essen, wie viel Brot dürfen Sie dann essen – mindestens zwei Scheiben? Ja.
- Mindestens drei Scheiben? Ja.
- Sind es maximal drei Scheiben? Ja.
- Wenn Sie eine normale Portion Nudeln und dazu das Frühstücksmüsli essen, wie viel Brot dürfen Sie dann essen – zwei Scheiben? Ja.

Wahrscheinlich würde ich es dabei belassen, anstatt alle möglichen Kombinationen von Brot / Nudeln / Getreide / Keksen / Kuchen herauszuarbeiten. Ich würde die Information zusammenfassen: Ihr Maximalmaß für Brot liegt bei vier Scheiben am Tag, aber wenn Sie Ihr Lieblingsmüsli essen, sollten Sie an diesem Tag nur drei Scheiben zu sich nehmen. Bei Nudeln zusätzlich sind nur zwei Scheiben am Tag erlaubt. Ich würde dann erklären, dass die Klientin diese Mengen anpassen müsste, wenn sie außerdem noch Kekse oder Ähnliches isst. Nicht zu vergessen sind all die Kleinigkeiten, die eventuell geringe Weizenmengen enthalten, wodurch sich die erlaubte Brotmenge weiter reduziert.

Bisher haben wir uns auf den Weizen im Brot konzentriert, aber vielleicht sollte der Klient seinen Brotkonsum auch aus anderen Gründen reduzieren. Beispielsweise könnte er allergisch oder unverträglich auf die Bierhefe im Brot reagieren, oder vielleicht hat er Probleme mit der Butter, die er auf das Brot streicht (zu viel gesättigte Fettsäuren / zu viele Kalorien / Allergie / Intoleranz) usw. Daher können zwar fünf Scheiben Brot das korrekte Maximum für Weizen sein, aber drei das Maximum für Bierhefe, Butter oder Ähnliches. Dieser Aspekt kann auch in Ihrer Anfangsfrage berücksichtigt werden, was den Ablauf beschleunigen, aber auch verkomplizieren kann. Ich bin nicht sicher, welches die beste Vorgangsweise ist, daher schlage ich vor, dass Sie beide Möglichkeiten ausprobieren und dann selbst entscheiden.

Wenn Sie diese Überlegungen in Ihrer Anfangsfrage berücksichtigen möchten, würde die Frage so aussehen:

- Wie viele Scheiben Brot dürfen Sie pro maximal Tag essen, wenn dies Ihre einzige Weizenquelle ist und wenn wir alle anderen einschränkenden Faktoren bedenken – mindestens drei Scheiben?

Wenn also wie in diesem Beispiel das Brot wegen des Gehalts an Bierhefe reduziert werden sollte, sind drei Scheiben vielleicht das Maximum (und nicht vier wie bei ausschließlicher Berücksichtigung des Weizens). Auch wenn Sie das Frühstücksmüsli in die Fragen einbeziehen, bleibt es bei drei Scheiben, weil das Müsli ja keine Bierhefe enthält. Vielleicht hört sich das jetzt etwas verwirrend an, Sie können daher die Fragen auch so stellen, wie ich es anfänglich vorgeschlagen habe, und dann einige Zusatzfragen formulieren:

- Sollten Sie aus irgendeinem Grund die von Ihnen verzehrte Menge an Brot, Frühstücksmüsli oder Nudeln reduzieren? Ja.
- Ist es die Menge an Brot, die Sie weiter reduzieren müssen? Ja.
- Wie viel Brot sollten Sie also maximal am Tag essen – drei Scheiben? Ja.

- Liegt das an der Bierhefe im Brot? Ja.
- Sollten Sie die Einnahme anderer Nahrungsmittel mit Hefe reduzieren? Ja. (Besprechen Sie, welche anderen Nahrungsmittel der Klient zu sich nimmt und testen Sie diese aus.)
- Sollten Sie die von Ihnen verzehrte Menge an Müsli oder Nudeln reduzieren? Nein.
- Gibt es noch etwas, das wir darüber wissen sollten?

Mengenangaben: Wie viele?

Es kann auch vorkommen, dass Sie eine Zahl herausfinden wollen: Wie oft der Klient beispielsweise eine Affirmation wiederholen soll, wie oft am Tag er eine Blütenessenz einnehmen soll, die Zahl der verschiedenen Themen, über die er sich Gedanken machen sollte, wie viele Fläschchen eines Testsatzes notwendig sind oder wie viele Kapseln eingenommen werden sollten usw.

Eine genaue Zahl herausfinden

Solche Fragen können auf verschiedene Weise formuliert werden. Am schnellsten lässt sich die Zahl mit einer der folgenden Fragen herausfinden:

- Mindestens X: Wenn Sie fragen ‚Sind es mindestens vier?', und die Antwort ‚Ja' erhalten, lautet die Zahl vier, fünf, sechs, sieben usw.
- X oder mehr: das ist dasselbe wie ‚mindestens X'.
- Mehr als X: Wenn Sie fragen ‚Sind es mehr als vier?', und die Antwort ‚Ja' erhalten, ist die Zahl *nicht* vier, sondern eher fünf, sechs, sieben usw.
- Weniger als X: Wenn Sie fragen ‚Sind es weniger als vier?', und die Antwort ‚Ja' erhalten, ist die Zahl null, eins, zwei oder drei.

Welche Methode Sie auch verwenden, nehmen Sie eine Zahl als Anfang und je nachdem, wie die Antwort lautet, fragen Sie nach einer weiteren Zahl, die um einiges höher oder niedriger liegt. Die Anfangszahl hängt von den Umständen ab, z. B. würden Sie bei der Anzahl von Vitamin C-Tabletten eines Klienten vermutlich mit zwei beginnen, bei der Anzahl der Übungen im Gewichtheben eines Bodybuilders müssten Sie bei fünfzehn oder zwanzig einsetzen.

Suchen Sie sich *eine* dieser Vorgehensweisen aus und bleiben Sie von Anfang an dabei, bis Sie etwas Erfahrung und Vertrauen gewonnen haben. Die erste Methode wird wahrscheinlich am beliebtesten sein, daher benutzen wir sie auch im folgenden Beispiel, bei dem es um die Wiederholungen einer besonderen Übung eines Bodybuilders geht:

- Sollten Sie diese Übung mindestens 15 Mal wiederholen? Ja.
- Mindestens 20 Mal? Ja.
- Mindestens 25 Mal? Nein. (Aus den letzten beiden Fragen schließen Sie, dass es 20, 21, 22, 23 oder 24 Mal sein muss.)
- Mindestens 22 Mal? Nein. (Dadurch haben Sie die Zahl auf 20 oder 21 eingegrenzt.)
- Sind es 20? Nein.
- Sind es 21? Ja.
- Sie sollten die Übung also 21 Mal wiederholen, ist das richtig? Ja.

Zeit: Wie oft? Wann?

Wie oft? Wann?

Vielleicht wollen wir wissen, wie oft eine Person etwas tun muss. Beispielsweise könnten wir herausfinden wollen, wie oft jemand eine Nahrungsergänzung oder wann die Person eine Blütenessenz einnehmen sollte usw.

Früher bin ich davon ausgegangen, dass ich in diesem Bereich nach der Uhrzeit oder der Kalenderzeit arbeiten würde, z. B. um 18:30 Uhr, dreimal am Tag, jeden zweiten Tag usw. Einmal habe ich jedoch mit einer Klientin gearbeitet, bei der ich große Schwierigkeiten hatte herauszufinden, wann sie etwas tun musste. Nach sehr viel Kopfzerbrechen erkannte ich, dass es auch die Möglichkeit einer Aktivitätszeit gab, bei der etwas zur gleichen Zeit getan wird wie etwas anderes. Immer wenn ich jetzt mit einer Zeitfrage konfrontiert bin, frage ich daher zuerst:

- Messen wir in Uhrzeit?

Wenn ich darauf ein ‚Nein' als Antwort erhalte, frage ich:

- Messen wir in Aktivitätszeit?

Uhrzeit (auch Kalenderzeit)

Hier handelt es sich um eine bestimmte Tageszeit oder Wiederholungen, die in Stunden / Tagen / Wochen / Monaten ausgedrückt werden. Zum Beispiel:

- Sie sollten die Nahrungsergänzung dreimal täglich einnehmen.
- Sie sollten zweimal pro Woche ins Fitnesscenter gehen.
- Sie sollten vor 8 Uhr morgens frühstücken.
- Sie sollten diese Blütenessenzen alle drei Stunden einnehmen.

Wenn ich nach der Uhrzeit frage, muss ich zunächst herausfinden, mit welchen Einheiten ich arbeite:

- Eine präzise Zeit (z. B. um 9:30 Uhr, vor 12 Uhr mittags)
- Ein präziser Zeitabstand (z. B. alle zwei Stunden)
- Eine präzise Zahl pro Tag / pro Woche (z. B. dreimal täglich, zweimal wöchentlich)

Oft geht aus dem Kontext hervor, was angebracht ist. Wenn nicht, frage ich beispielsweise:

- Suche ich nach einer genauen Zeit?

Nehmen wir an, Sie haben bereits durch den Muskeltest ermittelt, dass der Klient ins Fitnesscenter gehen sollte (eine Stunde lang Übungen durchführen nach den Anweisungen des Trainers, der die Übungen vor sechs Monaten erstellt hat). Der Klient sollte außerdem schwimmen gehen (1500 Meter, mittlere Geschwindigkeit, kraulen). Eine Fragesequenz für die Erarbeitung eines entsprechenden Übungsprogramms könnte so aussehen:

- Sollten Sie mindestens zweimal pro Woche ins Fitnesscenter gehen? Ja.
- Mindestens viermal pro Woche? Nein.
- Zweimal pro Woche? Ja.
- Gibt es noch etwas, das wir über das Fitnesscenter wissen sollten? Nein.
- Und das Schwimmen, soll das mindestens dreimal pro Woche stattfinden? Nein.
- Mindestens zweimal pro Woche? Ja.
- Also soll es zweimal pro Woche stattfinden? Ja.
- Gibt es noch etwas, das wir über das Schwimmen wissen sollten? Ja.
- Geht es um die Tage, an denen es stattfindet? Ja.
- Sollten Sie an bestimmten Wochentagen schwimmen? Nein.
- Hängt es mit dem Fitnesscenter zusammen? Ja.
- Heißt das, dass Sie nicht am gleichen Tag schwimmen und ins Fitnesscenter gehen sollten? Ja.

- Gibt es noch etwas, das wir über das Schwimmen wissen sollten? Nein.

Aktivitätszeit

Diese Zeiten beziehen sich auf eine bestimmte Aktivität, zum Beispiel:

- Sie sollten zwei Ihrer Nahrungsergänzungsmittel zusammen mit ihrem Frühstück einnehmen und eines mit Ihrem Abendessen.
- Sie sollten Weizen vermeiden, wenn Sie Orangen essen.
- Sie sollten sofort nach dem Joggen eine Reihe von Stretching-Übungen machen.
- Sie sollten frühstücken, bevor Sie sich anziehen, aber erst nach Ihrer Visualisierungsübung.
- Sie sollten an Tagen, an denen Sie mehr als sechs Kliententermine haben, eine Stunde länger schlafen. Wenn Sie mehr als acht Klienten sehen, sollten Sie zusätzlich ausgewählte Blütenessenzen einnehmen.
- Sie sollten die Einnahme Ihres Zinksupplements in der Woche vor Ihrer Menstruation erhöhen.
- Sie sollten während Ihrer Schwangerschaft jeglichen Alkohol vermeiden.
- Sie sollten alle Milchprodukte an Tagen meiden, an denen Sie nicht mindestens fünfzehn Minuten am Nachmittag ausruhen.

Die wichtigsten Möglichkeiten sind:

- Vor der Aktivität (z. B. vor dem Frühstück)
- Zeitgleich mit der Aktivität (z. B. immer wenn Milch getrunken wird)
- Nach der Aktivität (z. B. nach der Übung)
- Wenn die Aktivität nicht stattfindet (z. B. wenn der Klient sein Essen nicht langsam kaut)

Eine Fragesequenz für den Zeitpunkt einer Affirmation könnte zum Beispiel so aussehen:

- Ist es wichtig, wann die Affirmation gesagt wird? Ja.
- Müssen wir eine bestimmte Uhrzeit suchen? Nein.
- Eine Aktivitätszeit? Ja.
- Liegt sie vor einer bestimmten Aktivität? Ja.
- Ist dies eine Aktivität, die Sie normalerweise als stressig empfinden? Ja. (Da es sich hier um eine Affirmation handelt, liegt diese Möglichkeit nahe.)
- Sollte die Affirmation vor allen Aktivitäten gesagt werden, die Sie als stressig empfinden? Nein. (Gespräch mit der Klientin über das, was sie als stressig empfindet – Besuch bei der Mutter, Einkaufen im Supermarkt, Äußerungen bei Arbeitstreffen, Abgabe ihrer Einkommenssteuererklärung.)
- Ist es eine dieser Aktivitäten? Ja.
- Ist es der Besuch bei Ihrer Mutter? Ja.
- Sollten wir darüber noch etwas wissen? Ja.
- Sollten wir präziser auf die Zeit davor eingehen? Ja.
- Ist es der Zeitraum, wenn Sie dorthin fahren? Nein.
- Wenn Sie mit dem Auto vor dem Haus Ihrer Mutter anhalten? Ja.
- Sie sollten also Ihre Affirmation im Auto sagen, wenn Sie vor dem Haus Ihrer Mutter angehalten haben. Stimmt das? Ja.
- Gibt es noch etwas, das wir darüber wissen sollten? Nein.
- Gibt es noch andere Gelegenheiten, bei denen Sie die Affirmation sagen sollten? Ja.
- In einer oder mehrerer der Situationen, die Sie als stressig erwähnt haben? Ja.

Zeit: Wie lange?

Wie lange?

Oft wollen wir wissen, wie lange eine Person etwas durchführen sollte. Wie viele Tage oder Wochen oder Monate zum Beispiel eine Ergänzung genommen werden soll, wie lange Weizen vermieden werden soll, wie lange ein Übungsplan eingehalten werden soll, bevor das Ganze neu überprüft wird usw.

Wieder stehen uns hier die beiden Möglichkeiten zur Auswahl, entweder Uhrzeit, z. B.:
- bis zum 16. Februar
- bis 17:00 Uhr
- bis Donnerstag
- unbegrenzt

oder Aktivitätszeit, z. B.:
- bis zur nächsten Verabredung
- bis Sie aufhören, die Antibabypille zu nehmen
- solange Sie Ihre Arbeit machen
- solange Sie rauchen

Uhrzeit

Sie können in Tagen, Wochen usw. arbeiten, aber dann müssen Sie die Angabe immer in ein tatsächliches Datum umwandeln, daher arbeite ich in der Regel mit Kalenderangaben.

Eine Möglichkeit könnte sein, dass der Klient irgendetwas unbegrenzt tun muss. In der Praxis glaube ich aber, dass das Ergebnis maximal nach sechs Monaten neu überprüft werden sollte, denn in der Zwischenzeit können unvorhergesehene Dinge passieren. Eine Fragesequenz könnte so aussehen:

- Sollen wir im Rahmen der Uhrzeit arbeiten? Ja.
- Ist es unbegrenzt? Nein.
- Dauert es mindestens bis zum Monatsende (z. B. Januar)? Ja.
- Mindestens bis Ende Februar? Nein.
- Mindestens bis zum 15. Februar? Ja.
- Mindestens bis zum 20. Februar? Nein.
- Mindestens bis zum 18. Februar? Nein.
- Bis zum 15. Februar? Nein.
- Bis zum 16. Februar? Ja.
- Ist das genau genug? Ja.

Bei einigen Themen sollten Sie noch genauer arbeiten. Das ist erfahrungsgemäß oft der Fall, wenn die Person eine Weile einen Magneten tragen sollte. Der Zeitpunkt für die Entfernung des Magneten ist oft sehr präzise, z. B. um 16:30 Uhr am 19. Februar.

Aktivitätszeit

Wenn es um die Aktivitätszeit geht, gibt es zwei Möglichkeiten:

- Bis eine Aktivität aufhört.
- Bis eine Aktivität beginnt.

Normalerweise reicht die Spanne der Aktivitätszeit bis zur nächsten Aktivität, also würde ich in der Regel zuerst danach fragen. Eine Fragesequenz, bei der Sie bereits ermittelt haben, dass der Klient vier zusätzliche Gläser Wasser am Tag trinken sollte, aber noch wissen müssen, wie lange er das tun soll, könnte so aussehen:

- Sollen wir im Rahmen der Aktivitätszeit arbeiten? Ja.
- Dauert sie bis zum Beginn einer anderen Aktivität? Nein.
- Dauert sie bis zum Ende einer bestimmten Aktivität? Ja.
- Ist das eine Aktivität, mit der Sie eventuell aufhören wollten? Nein. (Der Klient hat mir vorher gesagt, dass er sich überlegt hat, das Rauchen aufzugeben und mit einer Diät zu beginnen.)

- Ist es eine Aktivität, von der Sie wissen, dass sie Ihnen nicht gut tut? Ja. (Besprechung mit dem Klienten, der zugibt, eine Menge Bier und Wein zu trinken und regelmäßig spät am Abend Fastfood zu essen.)
- Gehört sie zu den Tätigkeiten, die wir gerade besprochen haben? Ja.
- Ist es das Trinken von Bier und / oder Wein? Nein.
- Ist es das Fastfood? Ja.
- Ist das Trinken von Wasser unabhängig davon, wann das Fastfood gegessen wird? Ja.
- Solange Sie regelmäßig Fastfood essen, müssen Sie zusätzlich vier Gläser Wasser am Tag trinken. Stimmt das? Ja.

Was passiert danach?

Sie sollten nicht automatisch annehmen, dass nach Ablauf der Zeitspanne die Aktivität auch aufhört. Die Aktivität könnte

- zunehmen (z. B. mehr Wiederholungen einer Übung oder häufigere Besuche im Fitnesscenter)
- abnehmen (z. B. nimmt der Klient zwei Kapseln anstatt drei)
- enden
- sich auf irgendeine Weise verändern (z. B. nimmt der Klient eine Ergänzung derzeit noch zu einer anderen Tageszeit ein)
- sich abwechseln (z. B. nimmt der Klient drei Wochen lang eine neue Kalziumart, dann vier Wochen wieder das Originalpräparat ein und so weiter)

Wenn die Aktivität bis zum Beginn der nächsten dauert, können Sie bei dieser Gelegenheit überprüfen, was danach passieren soll. Wenn aber keine weitere Aktivität vorgesehen ist oder wenn die nächste erst lange nach dem Aktivitätsende liegt, müssen Sie direkt überprüfen, was nach Abschluss der Aktivität geschehen soll:

- Sollen Sie dann mit der Aktivität aufhören?

Allergien & Testen auf Unverträglichkeit

Allgemeine Fragen

Menschen können auf buchstäblich alles allergisch reagieren, daher sollten Sie beim Testen nichts von vornherein ausschließen. Ihre Fähigkeit, verbale Fragen zu stellen, brauchen Sie, um die Möglichkeiten einzugrenzen. Prüfen Sie zunächst, nach wie vielen verschiedenen Allergenen und Komponenten Sie suchen. Wie Sie das genau machen, finden Sie im Kapitel *Mengenangaben: Wie viele?* (vgl. Seite 52).

Stellen Sie dann weitere Fragen, um den Bereich einzugrenzen, z. B.:

- Ist es ein Nahrungsmittel?
- Ist es ein Getränk?
- Sind es Produkte zur Körperpflege? (z. B. Shampoo, Deodorant, Zahnpasta, Kosmetika usw.)
- Sind es Haushaltsreiniger? (z. B. Waschpulver, Badezimmerreiniger usw.)
- Ist es etwas, das die Person einatmet? (z. B. Hausmilben, Pollen, Parfüm usw.)
- Ist es etwas, das die Person berührt? (z. B. Metall, Stoffe, Holz usw.)
- Ist es etwas, das die Person einnimmt? (z. B. eine Nahrungsergänzung, Arzneimittel usw.)
- Ist es eine zufällig aufgenommene Substanz? (z. B. Plastikreste durch Kauen an einem Stift, Geschirrspülmittelreste auf Besteck usw.)
- Ist es etwas, das speziell mit der Arbeit der Person zu tun hat?

Denken Sie daran, dass nicht unbedingt alle Allergene derselben Kategorie angehören, z. B. könnte Ihre Klientin allergisch auf ihr eigenes Parfüm reagieren, aber auch auf Nickel oder auf Bananen.

Welches Nahrungsmittel ist es?

Oft reagieren Personen allergisch auf Nahrungsmittel, die sie besonders mögen, es lohnt sich also immer die Frage:

- Suchen wir nach einem Lieblingsnahrungsmittel?

Fragen Sie den Klienten bei einer positiven Antwort nach seinen Lieblingsnahrungsmitteln, und testen Sie dann jedes nacheinander. Wenn keines davon eine Reaktion ergibt, bitten Sie um die Aufzählung weiterer Lieblingsessen. Sollte auch dies ohne Ergebnis bleiben, müssen Sie systematischer vorgehen. Ich teile Nahrung in zwei Arten ein, um die Optionen einzugrenzen:

- Nahrungsmittelgruppen (z. B. Fleisch, Fisch, Kuchen und Kekse usw.)
- Pflanzen- und Tierfamilien (z. B. Liliengewächse, Nachtschattengewächse usw.)

Mehr über diese Kategorien erfahren Sie in Anhang 3. Zu beachten ist, dass dies nur zwei unterschiedliche Methoden sind, dieselben Dinge zu klassifizieren, denn alle einfachen Nahrungsmittel erscheinen in beiden Kategorien. Karotten beispielsweise könnten Sie über die Kategorie Nahrungsmittelgruppen definieren (Gemüse) wie auch über die Pflanzenfamilie (Doldengewächse). Diese Frage also soll Ihnen dabei helfen, das Nahrungsmittel auf die einfachste Weise zu finden. Eine Liste mit Pflanzenfamilien ist vor allem für einige weniger offensichtliche Substanzen nützlich. Die Kategorie Nahrungsmittelgruppen ist sehr hilfreich beim Ermitteln komplexerer Nahrungsmittel (z. B. den Hamburger, den der Klient ab und zu isst). Die Fragen könnten zum Beispiel so aussehen:

- Kann dieses Nahrungsmittel am einfachsten mithilfe der Kategorie Nahrungsmittelgruppen gefunden werden? Nein.

- Sind es eher Pflanzenfamilien? Ja.
- Ist es auf der ersten Seite meiner Liste? Nein.
- Ist es auf der zweiten Seite meiner Liste? Ja.

Sie können die Möglichkeiten noch weiter eingrenzen, wenn Sie nach dem Zeitpunkt der Nahrungsaufnahme fragen, z. B.:

- Wird das gesuchte Nahrungsmittel bei den meisten Mahlzeiten gegessen? Nein.
- Wird das Nahrungsmittel bei einer oder mehreren bestimmten Mahlzeiten gegessen? Nein.
- Wird es zwischen den Mahlzeiten gegessen? Ja. (Fragen Sie die Klientin, was sie zwischen den Mahlzeiten isst.)
- Sind es Kekse? Nein.
- Ist es Schokolade? Nein. (Befragen Sie die Klientin erneut, die sich jetzt an Kaugummis im Auto erinnert, die sie beim Autofahren kaut.)
- Ist es der Kaugummi? Ja.
- Betrifft das alle Kaugummi-Sorten? Ja.

Die Aufnahme verringern oder einstellen

Manchmal sollte ein Klient eine Substanz ganz vermeiden, entweder für immer oder zumindest für eine gewisse Zeit, manchmal genügt es aber auch schon, die Menge zu reduzieren. In diesem Fall geht es darum herauszufinden, für wie lange.

Vor einigen Jahren reagierte einer meiner Klienten sehr allergisch auf Fisch: Sein Hals schwoll bereits bei der kleinsten Portion Fisch zu. Ich habe verschiedene energetische Verfahren durchgeführt, um dies zu korrigieren, aber das Testen ergab, dass es sechs Monate dauern würde, bis er ohne eine allergische Reaktion Fisch essen können würde. Ich testete, wie viel er bei diesem ersten Mal wohl essen könnte, und die Menge war sehr gering. Daraufhin testete ich, wie lange er wohl warten müsse, bis er mehr Fisch essen könnte, und wie viel das sein sollte. Die Erstellung eines äußerst detaillierten Essensplans für seinen Verzehr von Fisch nahm einige Zeit in Anspruch, aber es stellte sich heraus, dass er schließlich in der Lage sein würde, mehrere Sorten Fisch in normalen Mengen zu essen. Normalerweise erarbeite ich keinen so detaillierten Essensplan, aber da seine Reaktion wirklich schwer wiegend und möglicherweise lebensbedrohlich war, erschien mir diese Maßnahme notwendig. Als ich ihn viele Monate später wieder traf, erzählte er mir, dass er sich exakt an meine Anweisungen gehalten hatte und nun problemlos Fisch essen könne.

Das Aufsparen von Nahrung

Beim Testen auf Intoleranzen ist das Konzept des „Aufsparens“ von Nahrung nützlich. Zum Beispiel könnten Sie austesten, dass ein Klient zwanzig Gramm Schokolade oder eine viertel Tasse Kaffee pro Tag verträgt. Der Klient könnte dann fragen, ob es möglich sei, die Mengen zu „sammeln“ und später alles auf einmal zu sich zu nehmen. Ich habe dieses Konzept als Antwort auf diese Art Fragen entwickelt. Eine Frage zur Lösung eines solchen Klientenproblems könnte so aussehen:

- Für wie viele Tage wäre es für Sie angebracht, Nahrung aufzusparen – mindestens drei?

So oder ähnlich fragen Sie, bis Sie die genaue Anzahl der Tage herausgefunden haben. Wenn Sie zum Beispiel fünf Tage für den Kaffee ausgetestet haben, könnten Sie dem Klienten erklären, dass es ihm erlaubt sei, eine viertel Tasse Kaffee täglich oder eine halbe Tasse alle zwei Tage zu trinken oder eine volle Tasse alle vier Tage oder eine Tasse und eine viertel Tasse alle fünf Tage. Der Klient darf seine Einnahme zwar variieren, aber er darf den Kaffee nicht länger als fünf Tage aufsparen oder mehr Kaffee trinken, als die Menge, die er in dieser Zeit „gesammelt“ hat.

Zuträgliche Nahrung

Genauso wie Sie die Nahrungsmenge bei Toleranzproblemen austesten, könnten Sie auch die Menge zuträglicher Nahrungsmittel (zur Erhöhung der Lebensenergie) austesten. In diesem Fall suchen Sie nach der optimalen Nahrungsmenge und nicht nach einer Höchstmenge zur Schadensvermeidung. Trotzdem ähneln sich die Fragen, auch wenn es in diesem Fall nicht um das Aufsparen von Nahrung geht.

Bei der Suche nach der Nahrungskategorie ziehe ich drei Kategorien heran (vgl. Anhang 3):

- Nahrungsmittelgruppen (z. B. Fleisch, Fisch, Kuchen und Backwaren usw.)
- Pflanzen- und Tierfamilien (z. B. Liliengewächse, Nachtschattengewächse usw.)
- Nährstoffarten (z. B. zinkhaltige Nahrung, mehrfach ungesättigte Fettsäuren usw.)

Bestätigung

Wenn Sie ein weiteres Verfahren kennen, mit dem Sie Allergien, Intoleranzen und Lebensenergie auch ohne verbale Fragen austesten können, sollten Sie mit diesem Verfahren Ihre Ergebnisse bestätigen.

Nahrungsmittelergänzungen

Genauigkeit

Am genauesten testen Sie Nahrungsergänzungen aus, wenn Sie eine solche Ergänzung beim Fragen bereithalten. Viele Hersteller stellen jetzt Testsätze für ihre Nahrungsmittelergänzungen zur Verfügung, wodurch Sie ohne großen finanziellen Aufwand Zugang zu einer Vielzahl verschiedener Nahrungsergänzungen erhalten. Einige Richtungen der Kinesiologie empfehlen, während des Testens eine Nahrungsmittelergänzung auf den Körper des Klienten aufzulegen. In der Regel halte ich das Supplement jedoch lieber in der Hand oder es ist beim Fragen in meiner Nähe.

Wenn der Klient eine unbekannte Nahrungsergänzung zum Testen mitbringt, lese ich normalerweise, was auf dem Etikett steht, nehme eine Kapsel heraus, sehe sie an und rieche an ihr, bevor ich mit dem Fragen beginne.

Es kann vorkommen, dass Sie Fragen stellen wollen, aber kein Nahrungsergänzungsmittel verfügbar haben. Im Allgemeinen werden Sie genauere Antworten bekommen, wenn Sie sich und / oder der Klient mit dem Supplement auskennen. Das Testen nach Listen, wenn weder Sie noch der Klient die Ergänzung kennen, ist vermutlich die ungenaueste Methode.

Worauf testen Sie?

Bevor Sie mit dem Fragen beginnen, müssen Sie sich im Klaren darüber sein, welche Art von Nährstoffsupplement Sie austesten:

– Ergänzungen, die Sie benötigen, um schwere Mangelerscheinungen zu vermeiden.

- Ergänzungen, die den allgemeinen Gesundheitszustand oder die Gesundheit verbessern.
- Ergänzungen, die ein bestimmtes Problem lindern oder heilen.

Zwei unterschiedliche Situationen

Es gibt zwei Möglichkeiten:
- Die Person nimmt schon Nahrungsergänzungen ein und Sie wollen überprüfen, ob alles in Ordnung ist.
- Die Person nimmt noch keine Nahrungsergänzungen ein.

Je nach Situation empfehle ich unterschiedliche Vorgehensweisen.

Der Klient nimmt schon Nahrungsergänzungen ein

Sehen Sie sich zunächst die Supplemente an, die bereits eingenommen werden. Grundsätzlich gibt es für jede Nahrungsmittelergänzung fünf Möglichkeiten:
- Sie ist zuträglich und optimal.
- Sie ist zuträglich, aber nicht die beste Möglichkeit (z. B. braucht der Klient ein Multivitaminpräparat, aber nicht das Produkt, das er im Augenblick einnimmt).
- Sie ist zuträglich und optimal, aber etwas an der Einnahme müsste geändert werden. (Dosis, Zeitpunkt, etwas anderes vermeiden / gleichzeitig einnehmen usw.)
- Sie ist schädlich.
- Sie ist wirkungslos.

Fragen Sie bei jeder Ergänzung, welche dieser Kategorien zutrifft. Im zweiten Fall müssen Sie eine Alternative entweder vom gleichen Hersteller oder von einem anderen finden. Arbeiten Sie im dritten Fall die Veränderung heraus, z. B.:
- Ist dieses Vitamin C-Ergänzungsmittel zuträglich und optimal? Nein.
- Zuträglich, aber nicht die beste Quelle? Nein.

- Zuträglich, aber etwas sollte geändert werden? Ja.
- Ist die Dosis richtig? Ja.
- Ist der Zeitpunkt der Einnahme richtig? Nein. (Klient nimmt sie morgens auf leeren Magen ein.)
- Sollte das Vitamin C-Ergänzungsmittel zusammen mit Nahrung eingenommen werden? Ja.
- Gibt es noch etwas, das wir über das Vitamin C-Ergänzungsmittel wissen sollten? Ja.
- Bei einer bestimmten Mahlzeit? Ja.
- Frühstück? Ja.
- Also sollte das Vitamin C-Ergänzungsmittel zusammen mit dem Frühstück eingenommen werden? Ist das richtig?
- Gibt es noch etwas, das wir über das Vitamin C-Ergänzungsmittel wissen sollten? Nein.

Wenn Sie jede Nahrungsmittelergänzung des Klienten überprüft haben, fragen Sie, ob vielleicht noch andere Ergänzungen eingenommen werden sollten, und wenn ja, richten Sie sich bei der Suche nach dem zusätzlichen Mittel nach dem Verfahren für Klienten, die noch keine Nahrungsergänzungen einnehmen.

Der Klient nimmt noch keine Ergänzungsmittel ein

Prüfen Sie zunächst, ob der Klient überhaupt Nahrungsergänzungen einnehmen sollte. Die Ergänzungen können auf zwei verschiedene Arten ermittelt werden:

- Zunächst den Nährstoff finden, z. B. 500 mg Vitamin C und zusätzlich ein Supplement, das sich damit kombinieren lässt.
- Das beste Ergänzungsmittel herausfinden.

Im Allgemeinen ist der zweite Ansatz der einfachste, z. B.:

- Habe ich eine Probe dieses Ergänzungsmittels hier? Ja.
- Ist es die Marke X? Nein.
- Ist es die Marke Y? Ja.

Wenn Sie die betreffende Nahrungsergänzung nicht verfügbar

haben, können Sie fragen, ob Sie selbst oder der Klient die Ergänzung kennen.

Haben Sie herausgefunden, um welche Ergänzung es sich handelt, sollten Sie die Dosis und die Einnahmeform austesten. Zunächst sehe ich mir die vom Hersteller empfohlene Normaldosis an, dann frage ich:

- Sollten Sie die Ergänzung wie auf der Packung beschrieben einnehmen? Ja.

Dann frage ich:

- Gibt es noch etwas, das wir über diese Ergänzung wissen sollten?

Es könnte schließlich sein, dass eine zusätzliche Anweisung notwendig ist. Zum Beispiel könnte laut Herstelleranweisung eine Tablette pro Tag mit einer Mahlzeit angebracht sein, wohingegen die vollständige Anweisung für den Klienten eine Tablette pro Tag mit einer Mahlzeit und zusätzliche an Vitamin C reiche Kost zum Zeitpunkt der Einnahme wäre, um die Absorption zu verbessern.

Wenn aber der Klient die Ergänzung anders als auf der Packung beschrieben einnimmt, müssen Sie alle Details der Dosis und Einnahmezeit herausfinden, z. B.:

- Sollten Sie mindestens zwei Kapseln pro Tag einnehmen? Ja.
- Mehr als zwei? Nein.
- Werden beide Kapseln zum gleichen Zeitpunkt eingenommen? Nein.
- Wird eine Kapsel oder werden beide zusammen mit den Mahlzeiten eingenommen? Ja.

Testen auf Heilmittel & Testsatz-Substanzen

Vielleicht möchten Sie auch einmal Blüten- oder Edelsteinessenzen austesten, ein geeignetes homöopathisches Heilmittel herausarbeiten oder eine Substanz aus einem Testsatz als Hilfsmittel bei einem energetischen Verfahren aussuchen. Dieses Testen ähnelt in vielerlei Hinsicht dem Testen auf Nahrungsergänzungen, also sehen Sie sich bitte dieses Kapitel noch einmal an.

Genauigkeit

Wie auch bei Nahrungsmittelergänzungen werden Ihre Testergebnisse am genauesten ausfallen, wenn Sie die Mittel oder Fläschchen bereithalten. Auch das Testen in Anlehnung an eine Liste wird funktionieren, wenn Sie mit der Substanz sehr vertraut sind.

Die Art eingrenzen

Vielleicht verfügen Sie über mehrere verschiedene Blütenessenzen oder verschiedene Testsätze, weswegen Sie zunächst die Möglichkeiten eingrenzen und das Passende herausfinden sollten, z. B.:

- Soll ich nach einer Bach-Blütenessenz suchen? Nein.
- Soll ich nach einer Australischen Buschblütenessenz suchen? Ja.

Oder Sie fragen:

- Soll ich nach etwas aus dem Bakterien-Testsatz suchen? Nein.
- Aus dem Virus-Testsatz? Nein.
- Aus dem Pilz-Testsatz? Nein.
- Aus einem der Parasiten-Testsätze? Nein.
- Aus dem Hormon-Testsatz? Ja.

Das Herausfinden des genauen Heilmittels oder der Testsubstanz

Wenn Sie herausgefunden haben, in welchem Testsatz oder in welcher Schachtel sich die Substanz befindet, müssen Sie die spezifische Substanz ermitteln. Einige Anwender legen zu diesem Zweck die Mittel auf den Körper des Klienten. Ich habe immer lieber die Schachtel oder den Testsatz in meiner Nähe. Wenn sich die Substanzen in einer Schachtel befinden, fahre ich mit dem Finger eine Reihe entlang und frage:

- Ist es eine von diesen?

Wenn ich als Antwort ein ‚Ja' erhalte, frage ich etwa die Hälfte der Reihe und so weiter ab, bis ich auf die genaue Substanz stoße.

Wenn sich die Substanzen in einer Tasche befinden, nehme ich eine Hand voll heraus und frage auf die gleiche Weise, als befänden sie sich in einer Schachtel.

Bestätigung

Wenn Sie ein weiteres Verfahren kennen, mit dem Mittel auch ohne verbale Fragen austesten können, sollten Sie mit diesem Verfahren Ihre Ergebnisse bestätigen.

Indizes

Indizes können sehr nützlich sein; sie geben unserer Arbeit aber auch einen falschen wissenschaftlichen Anschein, daher sollten sie mit Bedacht verwendet werden. In vielen verschiedenen Situationen verhelfen sie Ihnen und dem Klienten zu zusätzlicher Information. Mit umsichtig eingesetzten Indizes können Sie effektiver arbeiten und der Klient kann informiertere Entscheidungen treffen.

Eines der Probleme in der Kinesiologie besteht darin, dass Sie zwar auf Ihre Fragen immer eine Antwort erhalten, aber dass Sie sich über die Genauigkeit der Antworten nie sicher sein können. Die Arbeit mit Indizes kann in dieser Hinsicht besonders irreführend sein. Anfangs habe ich die Indizes für das Austesten von Verbesserungen eingesetzt. Ich tat das im Stillen, schrieb mein Ergebnis auf und beobachtete die Vorgänge beim Klienten. Mit der Zeit gelangte ich jedoch zu der Überzeugung, dass ich mithilfe von Indizes generell genaue Ergebnisse ermitteln konnte.

In einem Buch wie diesem kann ich zum Gebrauch von Indizes nur Hinweise geben. Ich schlage vor, dass Sie damit so wie hier angesprochen arbeiten, um Ihre Fähigkeiten in diesem Bereich zu entwickeln. Mit der Zeit aber werden sie noch viele andere mögliche Verwendungsweisen entdecken.

Numerische Indizes

Dies ist die am häufigsten vorkommende Verwendungsweise von Indizes – die gewählten Stufen reichen in der Regel von eins bis zehn oder von 0 bis 100. Die Abstufung 0 bis 100 legt einen sehr hohen Präzisionsgrad nahe, das heißt Sie müssten mit dem Muskeltest einen Unterschied zwischen einem Index von 56 und 57 herausfinden können. Wenn Sie sich eingestehen, dass dies nicht möglich ist, verwenden Sie eine Abstufung von null bis zehn oder testen Sie über Bereiche hinweg, z. B.:

- Liegt er zwischen 55 und 60?

Hören Sie bei dieser Ebene auf, wenn die Antwort ‚Ja' lautet. Gehen Sie nur dann weiter zu einer genaueren Zahl, wenn Sie sich sicher sind, dass der Unterschied bedeutsam ist.

Die Skala definieren

Testen Sie nicht weiter, bevor Sie nicht definiert haben, was Sie mit null oder mit zehn meinen (oder mit 100). Ein Ergebnis wie „am besten" und „am schlechtesten" reicht nicht aus. Wie definieren Sie solch ein Ergebnis? Ich definiere zum Beispiel ein geopathisches Stressniveau von 100 als Ort, an dem die Menschen aufgrund geopathischer Stressprobleme sofort sterben würden.

Manchmal überprüfe ich die Organfunktion. Null lässt sich ziemlich leicht definieren (keine erkennbare Aktivität oder Leistung des Organs oder das Organ fehlt). 100 dagegen kann auf verschiedene Arten definiert werden, meine Definitionen für diesen Index sind daher umstandsbedingt:

- 100 = perfekte Organfunktion
- 100 = bestmögliche Funktion bei dieser Person
- 100 = bestmögliche Organfunktion unter Zuhilfenahme des Wissens und der Erfahrung, über die ich als Anwenderin verfüge
- 100 = beste Funktion des Organs im Leben dieser Person

Verschiedene Dinge mithilfe von Indizes vergleichen

Dieser Gebrauch von Indizes ist äußerst nützlich. Ich ordne einem der Themen / Handlungen willkürlich einen Wert von 100 zu und vergleiche dann andere damit. Wenn der Wert des zweiten Themas

100 übersteigt, ist dies für die Person vorteilhafter; wenn er dagegen unter 100 liegt, ist es von Nachteil. Alternativ könnten Sie für das erste Thema auch eine genaue Zahl austesten. Dieser Schritt verkompliziert den Prozess jedoch und ist unnötig, wenn Sie sich nur auf die ungefähren Vorteile zweier oder mehrerer Sachverhalte konzentrieren möchten.

Eine typische Verwendungsweise dieses Indexes ist der Vergleich verschiedener Wasserarten oder Nahrungsmittelergänzungen. Beispielsweise hat der Klient bereits eine billigere Version der Ergänzung erworben, die Sie eigentlich empfohlen haben. Sie ordnen der Ergänzung nun willkürlich einen Indexwert von 100 zu und indizieren dann das von Ihnen empfohlene Ergänzungsmittel dagegen. Wenn der Wert des empfohlenen Ergänzungsmittels 102 beträgt, wird sich der Klient wahrscheinlich dafür entscheiden, das zu nehmen, was er bereits gekauft hat, und die empfohlene Variante erst dann erwerben, wenn die Packung leer ist. Wenn der Wert der empfohlenen Ergänzung aber 542 beträgt, könnte sich der Klient sofort für den Kauf des empfohlenen Mittels entscheiden. Die Indizes geben dem Klienten also wertvolle Information, mit deren Hilfe er Entscheidungen treffen kann.

Ähnlich könnten Sie verfahren, wenn Sie beobachten möchten, wie sich Veränderungsvorschläge auf die Gesundheit des Klienten auswirken. Das ist besonders dann sinnvoll, wenn der Klient nur zögerlich in seine Gesundheit investieren will. Wieder ordnen Sie dem derzeitigen Gesundheitszustand des Klienten willkürlich den Wert 100 zu und überprüfen dann, welche Auswirkung die empfohlenen Veränderungen auf die Gesundheit des Klienten haben würden. Eine dementsprechende Frage-Sequenz könnte so aussehen:

- Wenn 100 Ihr augenblicklicher gesundheitlicher Gesamtindex ist, wie lautete der Index, wenn Sie dem gerade erarbeiteten Übungsprogramm folgten – mindestens 110? Ja.
- Mindestens 120? Nein.
- Mindestens 115? Ja.

- Also erhöht das Programm den Index auf einen Wert zwischen 115 und 120? Ja.
- Wie wäre der Index, wenn Sie nur die Blütenessenzen wie empfohlen nähmen – mindestens 110? Ja.
- Mindestens 115? Nein.
- Also läge er zwischen 110 und 115? Ja.
- Wenn Sie sowohl das Übungsprogramm durchführen wie auch die Blütenessenzen nehmen, welche Auswirkung hätte das auf den Index? Läge er dann bei mindestens 120? Ja.
- Mehr als 125? Nein.
- Also liegt er irgendwo zwischen 120 und 125? Ja.

Sie können auch prüfen, wie lange es dauern wird, bis diese positiven Wirkungen sich im Leben des Klienten zeigen.

Austesten von Verbesserungen

Sie können Indizes auch für das Austesten von Verbesserungen verwenden. Dafür testen Sie den gegenwärtigen Zustand eines Organs, Systems, einer Funktion usw. und wiederholen den Test nach Beendigung der Arbeit. Sie können den Indexwert auch Sitzung für Sitzung neu testen. Klienten bemerken aber erfahrungsgemäß nur einen Unterschied, wenn sich ein Wert um ca. 20 Punkte erhöht, und das scheint, so überraschend es klingt, vom Ausgangspunkt nicht abhängig zu sein. Wenn also die Funktion zunächst bei 40 liegt und bis zur nächsten Sitzung auf 65 gestiegen ist, wird der Klient vermutlich eine Veränderung feststellen, wenn der Wert aber nur auf 55 steigt, wird er sich der Veränderung kaum bewusst werden.

Einmal konsultierte mich eine Klientin, die zum Arzt gegangen war, weil sie sich sehr krank gefühlt hatte. Die Untersuchung hatte bei ihr eine starke Anämie und einen niedrigen Eisengehalt ergeben. Der Arzt hatte ihr Eisentabletten verschrieben, aber sie hatte mit der Einnahme noch nicht begonnen. Der Muskeltest erbrachte folgende Information:

- Ihre Eisenzufuhr war derzeit vergleichbar mit dem Indexwert 65.
- Ihre Eisenverwertung war derzeit vergleichbar mit dem Indexwert 11.

Wenn sie das Eisensupplement ihres Arztes einnähme:

- Die Eisenzufuhr wäre vergleichbar mit dem Indexwert 77.
- Die Eisenverwertung wäre vergleichbar mit dem Indexwert 11 (auch die Eisenverwertung könnte sich erhöhen, wenn die Einnahmeform besonders einfach zu assimilieren wäre).

Ihr Energiesystem benötigte zu diesem Zeitpunkt eine Reihe von Verfahren, nicht aber eine Erhöhung der Eisenzufuhr. Der Muskeltest ergab, dass sich die Verwertung bei einer vollständigen Integration dieser Sitzung deutlich auf 53 erhöhen würde und dass ein weiterer Termin in einem Monat notwendig wäre. Beim zweiten Termin erklärte die Klientin, sie fühle sich jetzt sehr viel besser und sie habe die Eisentabletten, die ihr Arzt verschrieben hatte, wie von uns abgesprochen eingenommen. Sie hatte sich einem weiteren Bluttest unterzogen, und der Arzt war überrascht gewesen, wie sehr sich ihr Zustand verbessert hatte. Seine Überraschung verwundert mich nicht, denn er wusste ja nichts von meiner Arbeit an der Erhöhung ihrer Eisenabsorption und ging daher nur von einer durch die Tabletteneinnahme ausgelösten Verbesserung aus.

Ernährungsindizes

Ein Wert von 100 für einen Gesamternährungsindex würde anzeigen, dass für diese Person in ernährungstechnischer Hinsicht keine Verbesserung möglich ist. Tatsächlich wird so ein Wert aber nur selten erreicht. Der Index lässt sich wohl ohne weiteres auf einen Wert im Bereich von 80 steigern, aber eine zusätzliche Erhöhung ist in der Regel sehr viel schwieriger zu erreichen.

Ein Indexwert von null hieße, dass eine Verschlechterung nicht mehr möglich ist (auch wenn die Möglichkeit bestünde, ihn auf dieser Ebene zu halten).

Wenn Sie einen Index für die augenblickliche Situation erarbeiten, ist ein Zeitrahmen besonders wichtig, z. B. könnte sich ein Index für die letzte Woche von einem Index für das letzte Jahr unterscheiden. Längere Zeitspannen sind bei einem unregelmäßigen Lebensstil der Person und unregelmäßigen Essgewohnheiten besonders angebracht.

Mangelerscheinungen wie auch ein Übermaß drücken den Ernährungsindex. Wenn der Index unter 100 liegt, gibt es vier Möglichkeiten:

- Verändern Sie die Essgewohnheiten.
- Empfehlen Sie Nahrungsergänzungen und / oder nehmen Sie Veränderungen bei einem oder mehreren Ergänzungsmitteln vor.
- Energiearbeit zur Verbesserung der Absorption usw.
- Veränderungen des Lebensstiles.

Manchmal benutze ich statt eines numerischen Indexes einen beschreibenden Index:

- verheerend = führt zu Krankheit
- sehr beeinträchtigt = hindert eine kranke Person am Gesundwerden
- beeinträchtigt = behindert die Gesundung
- neutral = ohne Auswirkung; Vorteile und Probleme gleichen sich aus
- gut = einige Mangelerscheinungen, aber sonst in Ordnung
- sehr gut = keine Mangelerscheinungen
- ausgezeichnet = unterstützt eine kraftvolle Gesundheit

Manchmal ist die Frage hilfreich, wie der Index aussehen würde, wenn die Person eine bestimmte Sache täte / nicht täte, z. B. wenn die Person das Rauchen aufgäbe, einem bestimmten Übungsplan folgte, langsamer äße usw.

Es kann außerdem hilfreich sein, den Zeitraum, in dem ein Ernährungsindex einen Höchstwert hatte, auszutesten, aber beachten Sie, dass die Ernährungsweise, die damals vorteilhaft war, heute nicht mehr angebracht sein könnte (auch wenn die Ernährungsweisen in der Regel Gemeinsamkeiten aufweisen werden).

Und halten Sie sich vor allem vor Augen, dass Sie bei der Arbeit mit Indizes immer eine Einzelperson austesten und, wenn kein anderer Zeitraum angegeben ist, Sie den Index für den aktuellen Zeitpunkt austesten. Aus vielen Gründen können sich die Umstände verändern, wodurch sich dann auch der Index verändert.

Die Sitzung organisieren

Eine der wichtigsten Möglichkeiten, verbale Fragen zu nutzen, besteht in der Organisation der Behandlungssitzung. Gelegentlich ist es nicht einfach zu erkennen, womit begonnen werden sollte, oder zu wissen, ob eine bestimmte Reaktion des Klienten Teil eines Heilungsprozesses oder eher ein Zeichen dafür ist, dass etwas nicht stimmt.

Energieerlaubnis

Anwender der *Health Kinesiology* lernen, beharrlich nach der energetischen Erlaubnis zu fragen, ob sie eine Sitzung beginnen oder beenden dürfen. Auch andere Kinesiologieanwender sollten diesen Vorgang als wichtigen Arbeitsschritt in ihre Arbeit integrieren.

Der Klient könnte sehr darauf dringen, dass Sie an ihm arbeiten, auch wenn diese Arbeit nicht angebracht wäre. Und auch wenn vielleicht schon der nächste Klient auf Sie wartet, könnte es wirklich wichtig sein, dass Sie noch ein weiteres Verfahren durchführen.

Eine Sitzung beginnen

Die Sitzung sollte immer mit der Frage nach der energetischen Erlaubnis beginnen. Der bewusste Geist der Person hat Ihnen die Erlaubnis gegeben, weil sie noch immer auf der Liege liegt, aber gelegentlich kann die energetische Arbeit aus guten Gründen nicht angebracht sein, obwohl sich der Klient dessen vielleicht gar nicht bewusst ist. Ohne diese Energieerlaubnis sollten Sie mit der Arbeit nicht fortfahren.

Um die Energieerlaubnis zu erhalten, fragen Sie:

- Haben wir jetzt die Energieerlaubnis zur Zusammenarbeit?

Die Antwort darauf lautet gewöhnlich ‚Ja'. Wenn die Antwort ‚Nein' ist, sollte die Sitzung an diesem Punkt beendet werden. Der häufigste Grund für eine nicht gegebene Erlaubnis besteht darin, dass der Klient vor kurzem bei einem anderen Anwender oder Therapeuten war. Zum Beispiel ist ihm vielleicht vor kurzem ein homöopathisches Mittel gegeben worden oder er hat sich einer Shiatsu-Behandlung unterzogen, und manchmal, aber nicht immer, ist es daher vielleicht nicht angebracht, noch weitere Veränderungen einzuführen, wie Gewinn bringend sie prinzipiell auch sein mögen. Wenn die Antwort ‚Ja' lautet, fahren Sie mit der zweiten Frage fort:

- Sollten wir aus irgendeinem Grund jetzt nicht zusammenarbeiten?

Gewöhnlich lautet die Antwort darauf ‚Nein'. Wenn Sie diese Antwort erhalten, können Sie mit der energetischen Arbeit fortfahren. Manchmal gibt es einen vorübergehenden Grund, warum die Arbeit nicht fortgeführt werden sollte, der sich aber sofort beheben lässt. In diesem Fall erhalten Sie auf diese Frage ein ‚Ja'.

Was genau der Aufmerksamkeit bedarf, wird durch den Muskeltest festgestellt. Häufig braucht der Klient einfach ein Glas Wasser oder Sie müssen es ihm irgendwie bequemer machen oder ihm genauer erklären, was passieren wird. Häufige Fragen in einer solchen Situation wären:

- Ist es etwas, das Sie tun sollten? (z. B. auf die Toilette gehen, etwas Wasser trinken usw.)
- Ist es etwas, das ich (der Anwender) tun sollte? (z. B. auf die Toilette gehen, etwas Wasser trinken, dem Klienten etwas sagen usw.)
- Müssen wir etwas im Raum verändern? (z. B. das Licht dämpfen oder ausschalten, die Liege verschieben, die Fenster oder Türen öffnen / schließen, jemanden bitten, den Raum zu verlassen usw.)

Die Fragesequenz könnte so aussehen:

- Ist es etwas, das Sie tun sollten? Ja.
- Sollten Sie zur Toilette gehen? Nein.
- Sollten Sie Wasser trinken? Nein.
- Sollten Sie wärmer angezogen sein? Ja.
- Wäre eine Strickjacke ausreichend? Ja. (Der Klient zieht eine Strickjacke an.)
- Sollten wir aus irgendeinem Grund jetzt nicht zusammenarbeiten? Nein.

Einmal kam ein neuer Klient zu mir, und anfänglich erhielt ich die Energieerlaubnis zur Arbeit nur unter der Bedingung, dass wir gewisse Bereiche aussparen. Der Klient kommentierte das nicht. Als einige Tage später die Schwester dieses Klienten einen Termin bei mir hatte, sagte sie mir, er habe ihr erzählt, was passiert sei. Seine Frau habe ihr ebenfalls anvertraut, dass er kurz vor seinem Termin alle Dinge aufgelistet habe, über die zu reden er nicht bereit war.

Bei einer anderen Gelegenheit erhielt ich als Antwort ein ‚Ja' auf die zweite Frage, und durch den Muskeltest fanden wir heraus, dass ich selbst etwas tun musste. Vor der Ankunft des Klienten hatte ich Suppe gekocht (mein Arbeitszimmer ist in einem Anbau meines Hauses untergebracht). Als ich mit der Sitzung begann, machte ich mir jedoch Sorgen, dass ich den Herd nicht ausgeschaltet haben könnte. Ich musste also gehen und nachsehen. Diese Anweisung war auch vernünftig, denn sicherlich hätte ich mit der Angst, mein Haus könnte abbrennen, nicht gerade am besten gearbeitet.

Auf der folgenden Seite finden Sie die Zusammenfassung:

	Frage	Antwort	Handlung
Frage 1	Haben wir jetzt die Energie-erlaubnis zur Zusammen-arbeit?	Ja	Gehen Sie zu Frage 2.
		Nein	Keine weitere Handlung oder verabreden Sie einen neuen Termin.
Frage 2	Sollten wir jetzt aus irgendeinem Grund nicht zusammen-arbeiten?	Ja	Stellen Sie zusätzliche Fragen, um herauszufinden, was getan werden sollte und stellen Sie dann wieder Frage 2.
		Nein	Beginnen Sie zu arbeiten.

Was tue ich als Erstes / Nächstes?

Im Lauf der Jahre habe ich mit Anwendern vieler kinesiologischer Richtungen gesprochen. Ein sehr häufiges Problem besteht darin zu erkennen, mit welchem Verfahren eine Sitzung begonnen werden sollte. Dies gilt vor allem für Kinesiologieanwender, die durch zahlreiche Weiterbildungslehrgänge Erfahrung mit unterschiedlichen Techniken gesammelt haben. So glauben einige, dass Fingermodi gut funktionieren, andere wiederum kennen sich entweder mit den Modi nicht gut genug aus oder scheuen sich, sie einzusetzen. Anwender der *Health Kinesiology* benutzen ein bestimmtes Menü aus verschiedenen Techniken und Verfahren, mit dem sie herausfinden können, was Priorität hat. Mit diesem Menü können natürlich auch Anwender anderer Richtungen arbeiten. Mein Vorschlag wäre, die

Verfahrensweisen einer bestimmten Richtung der Kinesiologie zusammenzustellen und im Bedarfsfall Untereinteilungen vorzunehmen. Sie können auch andere Verfahren hinzufügen, die Sie praktizieren, auf andere Therapeuten verweisen, denen Sie vertrauen, sowie auflisten, was der Klient selbst tun sollte (z. B. mehr Sport treiben, eine Affirmation sagen usw.). Die Aufstellung könnte wie die folgende aussehen, ich habe hier jedoch Zahlen und Buchstaben anstelle tatsächlicher Bezeichnungen verwendet:

- Kinesiologie A
    - Technik 1
    - Technik 2
        - Technik 2a
        - Technik 2b
    - Technik 3
- Kinesiologie B
    - Technik 1
        - Technik 1a
        - Technik 1b
    - Technik 2
        - Technik 2a
        - Technik 2b
        - Technik 2c
    - Technik 3
- Andere Therapie A
- Andere Therapie B
- Verweis auf andere Therapeuten
    - Therapeut 1
    - Therapeut 2
- Selbsthilfe
    - Handlung 1
    - Handlung 2
    - Handlung 3

Die Fragen könnten dann so aussehen:

- Gehört das Verfahren, das Priorität hat, zu Kinesiologie A? Nein.
- Gehört es zu Kinesiologie B? Ja.
- Ist es Technik 1? Nein.
- Ist es Technik 2? Ja.
- Ist es 2a? Nein.
- Ist es 2b? Nein.
- Ist es 2c? Ja.
- Das Verfahren, das Priorität hat, ist also Technik 2 c aus dem Bereich Kinesiologie B. Stimmt das?

Dann arbeiten Sie alles weitere heraus, das Sie noch wissen müssen, um dieses Verfahren durchzuführen.

Bei diesen Fragen ist es sehr wichtig, dass wir uns über den Sinn des Wortes ‚Priorität' im Klaren sind. Anscheinend gibt es drei verschiedene Verwendungsweisen:

– Es ist das Wichtigste, das für die Person getan werden sollte.
– Es ist das Nächste, was getan werden sollte.
– Es ist in Ordnung, es als Nächstes zu tun.

In der Regel benutze ich den Ausdruck mit der Bedeutung, dass es die vordringlichste oder nächste Sache ist, die zu tun wäre. Es mag so aussehen, als steckte ich meine Ziele damit nicht sehr hoch, aber wenn wir Kinesiologie beispielsweise mit Kochen vergleichen, bestünde bei der Zubereitung eines Omelettes die Priorität darin, die Eier aus dem Kühlschrank zu nehmen, auch wenn dies sicher nicht der wichtigste Teil des Prozesses ist.

Wenn Sie diese Vorarbeit abgeschlossen haben, fragen Sie, ob Sie die Energieerlaubnis haben, mit der Arbeit zu beginnen. Lautet die Antwort ‚Ja', gehen Sie die Liste noch einmal durch, um das nächste Verfahren zu finden, das Sie einsetzen müssen.

Wie viele Sitzungen sind notwendig?

Neue Klienten fragen oft: „Wie viele Sitzungen werde ich brauchen?“ Es gibt aber keine einheitliche Antwort: Die Anzahl hängt immer von der Einzelperson ab. Sie muss noch nicht einmal mit der Schwere des Problems in Zusammenhang stehen und hat auch nichts damit zu tun, wie lange der Klient die Probleme bereits hat. Ich kenne Klienten, die mit einem kleinen Ekzem zu mir kamen, und die erst nach fünf oder sechs Sitzungen eine positive Wirkung feststellten. Andererseits habe ich aber auch bei Klienten mit schwereren oder langwierigen Problemen nach nur einer oder zwei Sitzungen wirklich erstaunliche Veränderungen erlebt. Mit etwas Erfahrung kann man so etwas austesten, z. B.:

- Wie viele Sitzungen sind notwendig – mindestens zwei?

Normalerweise dauern die Sitzungen jeweils eine Stunde, aber manchmal kann mir der Muskeltest den Ablauf auch anders vorgeben. Einmal balancierte ich einen Klienten, der unter Schwindelanfällen litt und der sechs oder sieben zehnminütige Termine brauchte und keine einstündige Sitzung. Lassen Sie sich vom Muskeltest leiten und orientieren Sie sich an dem für den Klienten passenden Tempo.

Mehrere Probleme gleichzeitig bearbeiten

In einer einfachen Welt würden wir nur an einer Auffälligkeit oder an einem Problem auf einmal arbeiten, aber weder das Leben noch die Klienten sind so. Oft kommen die Klienten mit vielen verschiedenen Problemen zu mir. Wenn Sie in der Reihenfolge der ausgetesteten Prioritäten arbeiten, kann es sein, dass Sie an verschiedenen Faktoren gleichzeitig arbeiten. Wenn Sie dann das Verfahren wechseln, arbeiten Sie vielleicht wieder an einigen dieser Faktoren, aber nicht an allen. Oft ist eine Analyse dieser Vorgänge nicht notwendig, weil Sie einfach darauf vertrauen können, dass am Ende alles funktioniert, aber manchmal können Ihnen schriftliche Aufzeichnungen dabei helfen, die Vorgänge besser zu überblicken. Für solche Fälle habe ich die ‚Rasteranalyse' entwickelt. Bei diesem System ordnen Sie die Probleme / Ziele des Klienten und Ihre Verfahren in ein Raster ein. Ich habe im Folgenden einfache Beispiele dafür gegeben – gewöhnlich verwende ich diese Analyse nur bei Klienten mit sieben oder mehr Auffälligkeiten / Themen. Bei dem ersten der beiden Beispiele handelt es sich um eine adaptierte Version der Rasteranalyse, die ich in meiner täglichen Arbeit verwende. In dieser Form kann sie von Kinesiologieanwendern aller Richtungen verwendet werden. Das zweite Beispiel richtet sich an Auszubildende und Anwender der *Health Kinesiology* und gliedert die aufeinander folgenden Arbeitsschritte in eine thematische Reihenfolge.

Die folgende Tabelle stellt eine vereinfachte Rasteranalyse dar, die jeder Kinesiologieanwender verwenden oder an eigene Bedürfnisse anpassen kann:

	Auffälligkeit A	**Auffälligkeit B**	**Auffälligkeit C**	**Ziel D**
1. Termin	X		X	X
Handlung 1	X			
Handlung 2	X abgeschlossen	X		
Handlung 3				
Handlung 4			X	
2. Termin				
Handlung 1			X	
Handlung 2			X	
Handlung 3			X	
Handlung 4				X
Handlung 5				X
Hausaufgaben			X abgeschlossen	

Sie tragen die Namen der Auffälligkeiten / Ziele in die jeweils oberste Zeile ein und schreiben die Bezeichnung eines jeden Verfahrens in die linke Spalte. Was können wir dieser Übersicht entnehmen? Sie liefert uns z. B. verschiedene Informationen:

- Wenn der Klient zur zweiten Sitzung kommt, erwarten Sie eine Auffälligkeit A (es sei denn, die Arbeit wird derzeit vom Körper noch integriert).
- Sie erwarten nach den ersten beiden Sitzungen keine Verbesserung bei Auffälligkeit B, denn Sie haben daran noch nicht gearbeitet.
- Sie werden vermutlich bei Auffälligkeit C und Ziel D nach der ersten Sitzung keine große Verbesserung feststellen.
- Die Hausaufgaben nach der zweiten Sitzung werden nur auf Auffälligkeit C eine Auswirkung haben.
- Um die Arbeit an Ziel D zu beenden und die Arbeit an Auffälligkeit B zu beginnen, werden weitere Sitzungen notwendig sein.

Die folgende Übersicht ist ein Beispiel für eine vereinfachte Rasteranalyse für Anwender der *Health Kinesiology*:

	Auffälligkeit A	**Auffälligkeit B**	**Auffälligkeit C**	**Ziel D**
Thema 1	X		X abgeschlossen	
Thema 2	X			X
Thema 3	X			X
Thema 4	X abgeschlossen			X
Thema 5				X

Aus der Tabelle schließen wir z. B. Folgendes:

- Sie erwarten keine Verbesserung bei Auffälligkeit B, weil Sie im Rahmen der ersten fünf Themen nicht daran gearbeitet haben.
- Sie stellen keine Veränderung bei Ziel D nach Bearbeitung von

Thema 1 fest, und sogar nach Bearbeitung der Themen 1 bis 5 werden Sie die Arbeit an Ziel D nicht beendet haben.
- Die Arbeit an Auffälligkeit C ist nach der Arbeit an Thema 1 abgeschlossen.

Ich verwende die Rasteranalyse nicht oft, denn sie ist sehr zeitaufwändig, aber Klienten mit komplexen Problemen schätzen die klaren Aussagen, die mithilfe der Analyse aufgestellt werden können.

Den nächsten Termin vereinbaren

Gelegentlich ist es nicht erforderlich eigens zu fragen, ob es noch weitere Arbeit zu tun gibt, da bereits der Verlauf der Sitzung gezeigt hat, dass ein längeres Arbeitsprogramm mit mehreren Sitzungen notwendig sein wird. Manchmal ist das jedoch nicht klar oder die Arbeit auf einem bestimmten Gebiet ist beendet und Sie möchten wissen, ob in einem anderen Bereich noch energetische Arbeit erforderlich ist. In diesen Situationen sollten Sie fragen:

- Gibt es noch weitere Themen, an denen gearbeitet werden sollte?

Wenn es noch mehr Themen gibt, ist der Zeitpunkt der nächsten Sitzung wichtig. Er kann auf verschiedene Weise erfragt werden, typisch wäre aber eine solche Frage:

- Wann sollte unsere nächste Sitzung stattfinden – am oder vor Datum X?

Früher habe ich in diesen Fällen Zahlen für die Tage oder Wochen verwendet, aber dann musste ich diese immer in tatsächliche Daten umrechnen, also ging ich dazu über, nach Kalenderdaten zu fragen. Eine derartige Fragesitzung könnte so aussehen:

- Gibt es noch weitere Themen, an denen gearbeitet werden sollte? Ja.
- Sollte der nächste Termin für die Arbeit daran noch vor dem Monatsende (z. B. Februar) liegen? Nein.

- Sollte er vor Ende März stattfinden? Ja.
- Sollte er am oder vor dem 15. März stattfinden? Nein.
- Sollte er am oder vor dem 25. März stattfinden? Ja.
- Sollte er am oder vor dem 20. März stattfinden? Ja.
- Sollte er am oder vor dem 18. März stattfinden? Nein.
- Am 19. März? Nein.
- Am 20. März? Ja.
- Der 20. März ist das früheste Datum für die weitere Arbeit. Stimmt das?

Manchmal gibt es ein Zeitfenster. Anders gesagt, die nächste Arbeit sollte innerhalb einer gewissen Zeitspanne erfolgen. Um dies herauszufinden, müssen wir fragen:

- Gibt es eine obere Zeitgrenze?

Wenn Sie auf diese Frage als Antwort ein ‚Nein' erhalten, wissen Sie, dass Sie die Arbeit am 20. März oder zu jedem anderen Zeitpunkt danach durchführen können, ohne die Arbeit dadurch zu beeinträchtigen. Es liegt aber auf der Hand, dass der nächste Termin so dicht am 20. März wie möglich liegen sollte, damit eine Verbesserung des Zustandes auch so bald wie möglich eintreten kann. Wenn Sie auf diese Frage ein ‚Ja' als Antwort erhalten, fragen Sie z. B. so weiter:

- Sollte die nächste Sitzung am 20. März stattfinden? Nein.
- Muss sie vor Ende März stattfinden? Nein.
- Muss sie vor Ende April stattfinden? Nein.
- Vor Ende Mai? Ja.
- Ist das präzise genug? Nein.
- Vor dem 15. Mai? Ja.
- Vor dem 10. Mai? Ja.
- Vor dem 5. Mai? Nein.
- Vor dem 8. Mai? Ja.
- Am 5. Mai? Ja.
- Die nächste Sitzung sollte also zwischen dem 20. März und dem 5. Mai stattfinden, inklusive beider Daten. Ist das richtig?

Wenn solche Zeitspannen auftreten, sollten Sie sie in Ihrer Arbeit unbedingt berücksichtigen. Als gutes Beispiel kann hier die Arbeit an meinem Partner John Payne dienen. Als ich ihn kennen lernte, war er häufig krank, litt unter Fieberanfällen und völligen Erschöpfungszuständen. Das kam alle paar Monate vor und dauerte immer einige Tage. Der Muskeltest zeigte, dass John an einer wiederkehrenden Virusinfektion litt, und dass sich der Virus zwischen den Attacken in seinem Körper „versteckte". Die Arbeit der ersten Sitzung bestand nun darin, den Virus in den Blutkreislauf zu bringen, sodass an ihm gearbeitet werden konnte. Das Energiesystem zeigte an, dass es nach dieser Arbeit noch einige Zeit dauern würde, bis das gewünschte Ergebnis vorläge. Tatsächlich war der Körper ausgesprochen präzise: Die nächste Sitzung sollte zwischen dem 20. und 24. Dezember stattfinden. Der Muskeltest zeigte daraufhin, dass spätestens am 20. Dezember der Virus im Blutkreislauf „verfügbar" sein würde, das Anfangsdatum des Zeitfensters war also ermittelt. Der 14. Dezember als Abschluss des Zeitraums ergab sich dadurch, dass John sich bei einem Aufschub der Arbeit über diesen Zeitpunkt hinaus wieder unwohl fühlen und einen weiteren Krankheitsanfall erleiden würde.

Informationen für die nächste Sitzung

Manchmal kann es wichtig sein, schon vorzeitig über die folgende Sitzung Informationen einzuholen, und dies kann im Lauf der vorherigen Sitzung durch Fragen geschehen:

- Gibt es irgendetwas, das wir über die nächste Sitzung wissen sollten?

Wenn Sie als Antwort ein ‚Ja' erhalten, gibt es eine Reihe von Möglichkeiten:

– Vielleicht muss der Klient etwas mitbringen (z. B. seine Nahrungsergänzungen, damit sie ausgetestet werden können, einen Plan seines Hauses, damit es auf geopathische

Stressprobleme überprüft werden kann, Haare seiner Hauskatze zum Austesten von Allergien usw.).
- Sie könnten den Klienten über seine vermutliche Reaktion auf die nächste Sitzung aufklären müssen (z. B. sollte er sich vielleicht darüber im Klaren sein, dass er sich kurz nach dem Termin für kurze Zeit unwohl fühlen wird und sollte daher von jemandem begleitet werden, der ihn nach Hause fahren kann, oder er könnte sich nach der nächsten Sitzung für einige Tage sehr müde fühlen, also sollte er nach dieser Verabredung einige stressfreie Tage einplanen usw.).

Diese Informationen können mithilfe folgender Fragen ermittelt werden:
- Sollte der Klient etwas mitbringen?
- Sollte der Klient jetzt etwas über seine Reaktion auf die nächste Sitzung wissen?

Wenn die Antwort auf jede dieser Fragen ‚Ja' lautet, sind weitere Fragen erforderlich.

Welchen Nutzen werden wir aus unserer Arbeit ziehen?

Sie können diese Frage einfach in Bezug auf das Problem stellen, das Sie in der Sitzung behandelt haben, oder Sie können die Frage weiter fassen: Die Kinesiologie ist eine solch ganzheitlicher Ansatz, dass Klienten oft Verbesserungen bei Auffälligkeiten feststellen, derer sie sich nicht einmal bewusst waren. Immer werde ich mich an den Klienten erinnern, der bei seinem Abschied sagte: „Ach ja, nebenbei, der Schmerz da ist weg." Da er mir nie von einem Schmerz erzählt hatte, war ich etwas verwirrt. Daraufhin sagte er mir, dass er mehr als zwanzig Jahre lang auf einer Körperseite einen Schmerz gespürt habe. Untersuchungen im Krankenhaus hatten nie etwas von Bedeutung ergeben, aber jetzt, im Rahmen seiner kinesiologischen Sitzung wegen eines anderen

Problems, war dieser Schmerz verschwunden. Es kann häufig passieren, dass Ihnen Klienten nichts von ihren Problemen erzählen. Dafür kann es verschiedene Gründe geben: Vielleicht haben sie Angst, wie ein Hypochonder zu klingen, oder sie glauben, dass an diesem Schmerz nichts zu ändern sei, oder sie nehmen an, für jemanden in ihrem Alter seien diese Probleme normal.

In der Praxis frage ich gewöhnlich nur nach Verbesserungen bei den mir dargelegten Problemen. Zunächst stelle ich eine allgemeine Frage:

- Wird David vor der nächsten Sitzung eine entscheidende Verbesserung seiner Probleme feststellen?

Manchmal wird als Resultat unserer Arbeit keine Veränderung feststellbar sein; die Arbeit könnte aber den Grundstein für weitere Sitzungen legen. Bei dieser Frage interessieren Sie sich dafür, ob der Klient eine Verbesserung feststellen kann, also nenne ich ihn in den Fragen gewöhnlich beim Namen, um meiner Absicht besonderes Gewicht zu verleihen. Nicht jeder hat die gleiche Wahrnehmung von sich selbst und seinem Körper. Ich hatte zum Beispiel Klienten mit Ekzemen, die scheinbar unfähig waren, irgendeine Verbesserung wahrzunehmen, bis ihr Ekzem tatsächlich verschwunden war. Wenn ich diese Frage stelle, bin ich mir daher darüber bewusst, dass ich nach Davids Wahrnehmung frage und nicht nach meiner eigenen in einer ähnlichen Situation.

Ein Klient kam zur zweiten Sitzung wieder und sagte triumphierend zu mir: „Sie hatten Recht. Es geht mir nicht besser.“ Der Beginn der zweiten Sitzung hätte durchaus anders verlaufen können, wenn ich in der Sitzung vorher nicht die Frage gestellt hätte. Entweder hätte der Klient seinen Termin abgesagt oder er wäre zurückgekommen und hätte darüber geklagt, dass es bei seinen Problemen aber gar keine Verbesserung gebe. Natürlich können Sie zu Beginn der zweiten Sitzung auch austesten, ob es mit der mangelnden Verbesserung seine Richtigkeit hat, aber für den Klienten ist der Test weniger überzeugend, wenn er an diesem Punkt erfolgt.

Ich verwende gewöhnlich die Formulierungen ‚entscheidender Nutzen‘ oder ‚deutliche Verbesserung‘. Damit möchte ich erreichen, dass der Klient seine Verbesserung auch wahrnimmt und nicht denkt: „Na ja, ein bisschen besser ist es wohl.“

Wenn Sie auf die Frage am Ende der Sitzung als Antwort ein ‚Ja‘ erhalten, werden Sie wahrscheinlich weitere Fragen stellen wollen, um die Art der Verbesserung zu ergründen. Zum Beispiel frage ich bei einem Klienten mit Ekzemen oder Schlafstörungen, bei dem schon feststeht, dass vor der nächsten Sitzung in beiden Fällen eine Verbesserung eintreten wird, Folgendes:

- Wird das Ekzem eine kleinere Körperfläche bedecken?
- Wird es weniger rot sein?
- Wird es weniger jucken?
- Werden Sie leichter einschlafen können?
- Werden Sie in der Nacht seltener aufwachen?
- Werden Sie später am Morgen aufwachen?
- Werden Sie erfrischter aufwachen?

Normalerweise konzentriere ich mich nur auf die besprochenen Auffälligkeiten, aber manchmal ist es angebracht, die Frage weiter zu fassen. Das sollte vor allem dann geschehen, wenn der Klient etwas Teures, Schwieriges oder Zeitaufwändiges unternehmen sollte. Wenn Sie alle Vorteile herausfinden, von denen der Klient profitieren wird, dann werden Sie ihn auch dazu motivieren können, diese Veränderungen in Angriff zu nehmen. Die folgenden Kategorien helfen mir dabei, die Verbesserungen einzugrenzen:

- Akute Probleme, von denen mir der Klient erzählt hat, z. B. Informationen, die ich mir über den Klienten notiert habe.
- Akute Probleme, die ich nicht kenne.
- Physische Körpersysteme (vgl. Anhang 1)
- Physischer Körperteil
- Absorption / Ausscheidung von Nährstoffen / Giftstoffen
- Andere Körperfunktionen (z. B. leichtere Atmung, größere Widerstandsfähigkeit gegen Infektionen usw.)

- Gewicht (z. B. Gewichtszunahme, Gewichtsverlust, Umverteilung des Fettes)
- Andere physische Verbesserungen der Erscheinung (z. B. glänzenderes Haar, kräftigere Fingernägel)
- Physische Energieniveaus (z. B. Gesamtanstieg, mehr Stabilität, Anstieg zu einer besonderen Tageszeit / verbunden mit einer Aktivität usw.)
- Allergie / Toleranz und Suchtverhalten (z. B. mehr Weizen essen können, leichter dem Rauchen widerstehen können usw.)
- Stärke / Flexibilität
- Schmerz (z. B. weniger häufig, weniger schwer usw.)
- Schlaf (z. B. einfacher einschlafen, erfrischter aufwachen, in der Nacht ruhiger sein usw.)
- Sex (z. B. erhöhte sexuelle Libido, mehr Zufriedenheit, mehr Empfindsamkeit, einfachere / verlässlichere Orgasmen usw.)
- Emotionale Probleme (z. B. Verbesserung der Fähigkeit, Gefühle im Allgemeinen oder auch ein besonderes Gefühl zu kontrollieren, höhere Niveaus positiver Emotionen im Allgemeinen oder einer besonderen Emotion, seltenere Stimmungsschwankungen, größeres Selbstbewusstsein, höherer Selbstwert usw.)
- Verbesserte Beziehungen (z. B. im Allgemeinen, mit besonderen Menschen oder Personengruppen usw.)
- Mentale Probleme (z. B. ein besseres Gedächtnis, mehr Wachheit, bessere Konzentrationsfähigkeit usw.)
- Leistung (z. B. verbesserte Leistungsfähigkeit im Allgemeinen, bei der Arbeit, beim Sport usw.)
- Feinstoffliche Energie (alle Korrekturen beeinflussen die feinstoffliche Energie, aber einige könnten einen besonderen Teil des feinstofflichen Energiesystems betreffen, z. B. die Integration der verschiedenen Energiekörper, das Chakren-Gleichgewicht usw. Viele Menschen werden diese Art der Veränderung nicht wahrnehmen, aber Therapeuten oder Personen mit einem erhöhten energetischen Bewusstsein werden sie spüren.)

- Spirituell (z. B. ist es einfacher, spirituell aktiv zu werden, ein erhöhtes spirituelles Bewusstsein usw.)
- Präventiv (auch wenn der Klient sich dieses Nutzens nicht bewusst ist)
- Sonstiges

Wenn also feststeht, dass der Klient tatsächlich einige Verbesserungen erleben wird, könnten die nächsten Fragen z. B. wie folgt aussehen:

- Wird Barbara vor der nächsten Sitzung irgendeine Verbesserung der Probleme wahrnehmen, die sie mir geschildert hat? Ja.
- In Bezug auf ihr Asthma? Ja.
- Wird ihr das Atmen leichter fallen? Ja.
- Noch irgendetwas in Bezug auf das Asthma? Ja.
- Wird sie weniger akute Attacken erleben? Ja.
- Noch irgendetwas in Bezug auf das Asthma? Nein.
- Wird Barbara irgendeine Verbesserung bei irgendwelchen anderen Problemen feststellen, die sie mir geschildert hat? Nein.
- Wird Barbara eine Verbesserung bei Problemen feststellen, von denen sie mir nichts erzählt hat? Ja. (Ich befrage sie nach anderen Problemen, und sie erzählt mir, dass sie an Arthritis leide und sich über ihr Gedächtnis Sorgen mache.)
- Wird sie eine Verbesserung bei einem oder beiden Problemen feststellen? Ja. (Wenn die Antwort darauf ‚Nein‘ lautet, müssten Sie nach weiteren Problemen forschen.)
- Bei beiden? Nein.
- Nur bei der Arthritis? Nein.
- Bei den Gedächtnisproblemen? Ja.
- Wird es andere Verbesserungen geben? Ja.

Mit etwas Erfahrung kann diese Sequenz sehr schnell ablaufen.

Was wird passieren, wenn der Klient nichts tut?

Genauso wie Sie austesten können, welche Vorteile der Klient haben wird, wenn er sein Verhalten ändert, können Sie auch austesten, unter welchen Nachteilen er leiden wird, wenn er nichts tut. Diese Fragen sind der obigen Sequenz sehr ähnlich, nur dass Sie sich mit Verschlechterungen und nicht mit Verbesserungen befassen, z. B.:

- Wenn Sie nicht mit dem Rauchen aufhören, wird Ihre Gesundheit darunter leiden? Ja.
- Wird sich irgendeines der derzeitigen Probleme verschlimmern? Ja.
- Ihre Kopfschmerzen? Ja.
- Irgendwelche anderen Probleme? Nein.
- Irgendetwas anderes? Ja.
- Werden Sie beginnen Atemprobleme wahrzunehmen? Ja.

Wann wird die Verbesserung feststellbar sein?

Wenn Sie bei dem Klienten eine Verbesserung ausgetestet haben, wird sich die nächste Frage offensichtlich mit dem Zeitpunkt der Verbesserung beschäftigen. Ist der nächste Termin schon nach kurzer Zeit anberaumt, interessiert mich diese Frage nicht so sehr, und ich teste nur aus, ob die Verbesserung vor der nächsten Sitzung einsetzen wird.

Ist dies aber der letzte Termin, teste ich immer aus, wann der Klient die Verbesserung feststellen wird. Ich prüfe gewöhnlich zwei Daten:

- Wann der Klient eine deutliche Verbesserung feststellen wird.
- Wann der Klient keine Probleme mehr haben wird, oder so symptomfrei ist, wie es als Ergebnis unserer Arbeit möglich ist.

Dann arbeite ich die Daten heraus und schreibe sie auf. Ich bitte die Klienten, mich anzurufen, wenn die Ergebnisse zum getesteten

Zeitpunkt nicht vorliegen. Früher habe ich nur die zweite Frage gestellt, aber nach einer Erfahrung mit einer Klientin mit schweren Schmerzen lasse ich die erste Frage nicht mehr aus. Ich hatte ihr in Aussicht gestellt, dass sie innerhalb von zwei Monaten schmerzfrei sein würde. Nach zwei Monaten rief sie mich aber an und teilte mir mit, dass sie noch immer an genauso starken Schmerzen litte wie nach unserer letzten Sitzung.

Ich fragte sie, warum sie denn mit ihrem Anruf so lang gewartet habe, und sie antwortete, sie habe sich nach meinem Zeitrahmen gerichtet. Als sie wieder zu mir kam, fand ich heraus, dass ich in der letzten Sitzung einen Fehler gemacht hatte. Wenn ich ihr auch das erste Datum mitgeteilt hätte (eine deutliche Verbesserung), hätte sie mich eher kontaktiert, und mein Irrtum hätte schneller korrigiert werden können.

Als ich eine Klientin einmal bat mich anzurufen, wenn die Verbesserung, die ich in Aussicht gestellt hatte, nicht einträfe, sagte ich ihr: „Wenn sich nichts tut: sagen und klagen." Sie lachte so sehr, dass ich diesen Satz seither immer verwende.

Heilungsprozess / Nebenwirkungen

Manchmal wird der Klient sich entweder während der Sitzung oder in den darauf folgenden Tagen schlechter fühlen. Dies kommt auch bei sehr vielen Therapien vor und wird normalerweise als Erstverschlimmerung (Heilungskrise) bezeichnet, obwohl Jimmy Scott, der Begründer der *Health Kinesiology*, diese Phase lieber als Heilungsprozess bezeichnet. Er argumentiert, dass das Wort ‚Krise' etwas Negatives impliziere, während dieser Vorgang doch sehr positiv sei.

Diese für den Klienten unangenehmen Reaktionen können auch ausgetestet werden. Während der Körper des Klienten den Heilungsprozess durchläuft, kann die Person Kopfschmerzen, Müdigkeit oder ungewöhnlichen Durst verspüren, sich über die derzeitigen Probleme ärgern usw.

Da dieser Gesundungsprozess implizieren kann, dass es dem Klienten nach einer Sitzung scheinbar schlechter geht, sollten Sie unbedingt zwischen einem gesunden Heilungsprozess und einer erfolglosen Behandlung unterscheiden können. Das ist in der Regel nicht schwierig. Bei einem Heilungsprozess wird der Klient oft in der Lage sein zu beschreiben, in welcher Weise sich die gegenwärtige Situation von den normalen Auffälligkeiten unterscheidet. Also könnte der Klient zum Beispiel sagen, dass sich sein Geruchssinn enorm verschlechtert, wenn seine Nebenhöhlen nicht in Ordnung seien, diesmal aber sei dies nicht der Fall, oder dass er sich trotz des schlimmen Schmerzes energetisch und lebensfroh fühle. Der Heilungsprozess dauert außerdem meistens nicht viel länger als fünf Tage an.

Am Ende der Sitzung können Sie die Wahrscheinlichkeit einer Heilreaktion austesten:

- Werden Sie auf diese Sitzung eine Heilreaktion erleben?

Wieder bezieht sich diese Frage vor allem auf die Wahrnehmung des Klienten, und Sie stellen eine Schätzung und keine Vorhersage an. Wenn Sie auf diese Frage ein ‚Ja' als Antwort erhalten, können Sie die Art des Heilungsprozesses ergründen, z. B.:

- Werden Sie ungewöhnlich müde sein?

Energieerlaubnis: eine Sitzung beenden

Die Entscheidung, wann eine Sitzung als beendet angesehen werden kann, ist wichtig, da das Energiesystem vielleicht danach verlangt, eine bestimmte Arbeit zu vervollständigen, um die Ergebnisse zu maximieren oder um die unangenehmen Auswirkungen des Heilungsprozesses zu minimieren. Die Frage nach der Erlaubnis zur Beendigung der Sitzung schützt den Klienten auch vor einem Fehler, der Ihnen als Anwender unterlaufen könnte.

Auch hier verwende ich Menüs aus dem Bereich der *Health Kinesiology*. Es gibt zwei Grundfragen:

- Haben wir die Energieerlaubnis aufzuhören?
- Sollten wir aus irgendeinem Grund noch nicht aufhören?

Die erste Frage gibt einen klaren Hinweis darauf, ob es angebracht ist oder nicht, die Sitzung jetzt zu beenden. Wenn Sie ein ‚Nein' als Antwort auf diese Frage erhalten, müssen Sie herausfinden, was es noch zu tun gibt. Wenn Sie ein ‚Ja' erhalten, stellen Sie die zweite Frage. Diese Fragen sind von entscheidender Wichtigkeit, denn sie tragen dazu bei, die geleistete Arbeit abzusichern. Wenn der Anwender etwas Wichtiges ausgelassen hat, wird das Energiesystem keine Erlaubnis geben, die Sitzung zu beenden.

Vor einigen Jahren machte ich eine sehr heilsame Erfahrung. Ich war bei dieser Erlaubnis zur Beendigung der Sitzung etwas nachlässig geworden, und so vergaß ich diesen entscheidenden Schritt manchmal. Eine Klientin, die gute Fortschritte gemacht hatte, rief mich drei Tage nach einer Sitzung an. Sie teilte mir mit, dass alle Auffälligkeiten, die sie in den letzten Jahren erlebt hatte, zurückgekehrt seien. Damals hielt ich ihre Ausführungen für einen Heilungsprozess, also bat ich sie, noch ein paar Tage abzuwarten und mich anzurufen, falls es ihr dann immer noch nicht besser ginge. Zwei Tage später rief sie mich an und erzählte, sie könne nicht aufhören zu weinen, sie habe offene, nässende Wunden auf ihren Beinen, ihre Hände seien die ganze Zeit blau und sie habe acht Frostbeulen auf ihren Zehen. Jetzt war ich sehr beunruhigt und so vereinbarte ich schnell einen neuen Termin mit ihr. Als ich mir ihre Unterlagen durchsah, erkannte ich, dass ich zwar ein ganzes Arbeitsprogramm ausgearbeitet hatte, aber dass ich schließlich zu Beginn der Arbeit ein Verfahren ausgelassen hatte. Ich fragte ihr Energiesystem, ob es angebracht sei, genau dieses Prozedere jetzt durchzuführen, und es war angebracht. Das Prozedere dauerte fünf Minuten; schon bei der Arbeit sah ich, wie ihre Hände langsam wieder Farbe annahmen. Sie war über die Geschwindigkeit der Veränderung erstaunt und nannte mich eine Wunderheilerin. Ich erklärte ihr aber, dass ich tatsächlich einen unverzeihlichen Fehler gemacht hatte. Wenn ich in der vorherigen Sitzung die Energieerlaubnis zur Beendigung der Sitzung erbeten hätte, wäre sie mir ganz sicher nicht erteilt worden. Das führte für die Klientin zu sechs sehr unangenehmen Tagen, aber sie betrachtete das Ganze eher philosophisch. Das Ergebnis hätte noch unangenehmer ausfallen können. Seitdem achte ich sehr genau darauf, dass ich die Energieerlaubnis zur Beendigung der Sitzung nicht vergesse.

Warum hat es nicht funktioniert?

Manchmal kommen die Klienten wieder und sagen, es habe sich nichts verändert, oder sogar, dass ihr Problem sich verschlimmert habe. Sorgfältige Fragen können oft klären, was passiert ist. Die betreffenden Fragen hängen davon ab, was in der vorherigen Sitzung geschehen ist. Sie könnten beispielsweise nach einer Verbesserung gefragt und die Antwort erhalten haben, dass diese eintreten werde. Oder vielleicht haben Sie auch nicht nach dem Nutzen der Sitzung gefragt. Im zweiten Fall wäre Ihre erste Frage jetzt:

- Läuft alles nach Plan?

Wenn Sie die Antwort ‚Ja' erhalten, sollten Sie den Klienten beruhigen und dann mit der Arbeit fortfahren. Wenn Sie die Antwort ‚Nein' erhalten, müssen Sie nachforschen. Das sollten Sie auch dann tun, wenn Sie eine Verbesserung ausgetestet haben, die nicht eingetroffen ist. Es gibt hier verschiedene Möglichkeiten:

– Ihr Test bezüglich der Folgen der Sitzung war ungenau.
– Ihnen ist in der letzten Sitzung ein Fehler unterlaufen.
– Etwas im Leben des Klienten hat sich verändert, mit dem Sie nicht rechnen konnten.

Um den genauen Grund herauszufinden, frage ich:

- War ich beim Testen bezüglich der Folgen der letzten Sitzung ungenau?

Wenn ich darauf ein ‚Ja' als Antwort erhalte, entschuldige ich mich bei dem Klienten. Ich überprüfe dann auch die anderen beiden

Optionen, denn möglicherweise ist mir mehr als ein Fehler unterlaufen, oder der Klient selbst hat etwas verändert. Ich frage also jetzt Folgendes, unabhängig von der Antwort auf meine erste Frage:

- Ist mir in der letzten Sitzung ein Fehler unterlaufen?

Wenn die Antwort ‚Ja' lautet, gibt es vornehmlich zwei Möglichkeiten:

- Ich habe etwas ausgelassen.
- Ich habe etwas falsch gemacht.

Ich überprüfe beide Möglichkeiten und hake dann bei dem ‚Ja' nach. Wenn ich auf die folgende dritte Frage ein ‚Ja' als Antwort erhalte:

- Hat sich in Ihrem Leben etwas verändert?,

dann bitte ich den Klienten um Vorschläge und überprüfe jeden Vorschlag nacheinander. Häufige Angaben sind zum Beispiel:

- Veränderte Waschpulver usw. (besonders häufig bei Hautproblemen)
- Beginn oder Beenden der Einnahme von Nahrungsmittelergänzungen, Kräutern und Arzneimitteln usw.
- Psychischer Stress usw.

Zum Beispiel kam eine Klientin zu einer neuen Sitzung, weil ihre Psoriasis sich verschlimmert hatte. Der Muskeltest ergab, dass sie mit etwas Neuem angefangen hatte, wodurch das Problem verursacht wurde. Sie sagte sofort, sie nehme neuerdings Lebertran gegen ihre Arthritis. Der Muskeltest zeigte an, dass ihre Psoriasis auf diese Weise wieder aufgeflammt war.

Schlussgedanken

Ich praktiziere Kinesiologie seit 1982. Sie ermöglicht mir nicht nur, auf sehr befriedigende Weise meinen Lebensunterhalt zu verdienen, sondern hat mir auch geholfen, den Gesundheitszustand meiner beiden Söhne entscheidend zu verbessern. Auch meine eigene Gesundheit hat davon profitiert. Bevor ich mit meiner Arbeit als Kinesiologin begann, hielten mich viele Leute für hypochondrisch, weil ich immer wieder über verschiedene Leiden klagte. Und sie verhalf mir auch zu meinem Partner, John Payne: Zunächst war er mein Klient, dann mein Schüler, später wurde er mein Freund und nun ist er mein Partner.

In den letzten Jahrzehnten habe ich dadurch, dass die Kinesiologie immer breitere Akzeptanz erfuhr, viele Veränderungen erlebt. Auch innerhalb der kinesiologischen Richtungen hat sich vieles verändert, da sich Anwender, Lehrer und Schüler zunehmend als Mitglieder einer Gemeinschaft begreifen, der wir alle dank dieser bemerkenswerten Methode angehören.

Ich hoffe, dass dieses Buch zu unserem beruflichen Wachstum beiträgt, und dass es Sie respektvoll, aber auch überzeugt dazu inspiriert, die Kunst der verbalen Fragen, die in diesem Buch gelehrt wird, zu verwenden, um sich selbst, Ihren Lieben und Ihren Klienten zu einer besseren Gesundheit, größerem Wohlbefinden und einem umfassenderen Ausdruck Ihrer persönlichen Möglichkeiten zu verhelfen.

Anhang 1: Physische Körpersysteme

- Herz-Kreislauf-System
- Verdauungsapparat
- endokrines System
- Haut
- Lymphsystem
- Muskeln und Bindegewebe
- Nervensystem
- Fortpflanzungsorgane
- Atmungssystem
- sensorisches System (Berührung, Schmerz, Geschmack, Sicht, Geruch, Hörvermögen, Gleichgewicht)
- Skelettsystem
- Urogenitaltrakt

Anhang 2: Satzbau und Grammatik

Für unsere Zwecke ordnen wir Wörter folgenden Kategorien zu:
- Substantive
- Pronomen
- Verben
- Adjektive
- Adverbien
- Präpositionen
- Artikel und Artikelwörter
- Konjunktionen
- Interjektionen

Substantive

Substantive sind Wörter, die Gegenstände oder Zustände bezeichnen (konkrete oder abstrakte), z. B.: eine perfekte *Person* sein; *Erfolg* akzeptieren; ich mag *Schokolade*.

Eine wichtige Unterkategorie sind die:
- **Eigennamen**: dies sind Worte, die gewisse Personen, Orte, Zeiten usw. bezeichnen und die großgeschrieben werden, z. B.: *Peter* lieben; bis *Februar* warten, um *Mary* in *London* zu sehen.

Pronomen

Pronomen sind Wörter, die ein Substantiv oder einen ganzen substantivischen Satz ersetzen, z. B.: *ihm* die Liebe geben, die *er* braucht; wissen, dass *es* in Ordnung ist; *mir* selbst Liebe geben; wissen, dass die Zukunft *mir* gehört usw.

Nützliche Unterkategorien sind:

- **Personalpronomen**, z. B.: ich, mich, mir, wir, ihm usw.
- **Possessivpronomen**, z. B.: mein, ihre, sein usw.; z. B.: dies ist *meins* (ohne ein darauf folgendes Substantiv)
- **Relativpronomen**, z. B.: der, dem, dessen usw.; z. B.: eine Person sein, *die* andere respektieren
- **Indefinitpronomen**, z. B.: jemand, jeder, niemand, irgendjemand, alle, jeder Einzelne, kein, wenige usw.
- **Interrogativpronomen**, z. B.: warum, wann, wer usw., Interrogativpronomen werden in Fragesätzen verwendet; z. B. *Wer* ist das?

Verben

Verben sind Wörter mit sehr unterschiedlichen Bedeutungen, sie bringen zum Beispiel Handlungen, Emotionen oder Zustände zum Ausdruck, z. B.: glücklich *sein*; ich *kann* alleine *leben*.

Es gibt verschiedene Unterkategorien:

- **Hilfsverben**: sein, haben und werden, z. B.: ich *bin* in der Schule
- **Modalverben**: können, sollen, dürfen, mögen, müssen, z. B.: ich *sollte* glücklich sein
- **Tätigkeitsverben**: laufen, gehen, warten
- **Zustandsverben**: stehen, liegen, bleiben

Adjektive

Adjektive sind Wörter, die die Qualität oder Eigenschaft eines Substantivs oder Pronomens ausdrücken; sie beschreiben das Substantiv, z. B. das Gefühl, *schlau* zu sein, der *beste* Student sein, *kritische* Bemerkungen akzeptieren, *eingebildete* Sorgen. Auch Verben können als Adjektive benutzt werden, z. B. eine *verängstigte* Frau, dieser Film ist *beängstigend*.

Adverbien

Adverbien sind Wörter, die ein Wort oder einen Satz modifizieren, am häufigsten aber ein Adjektiv, ein Verb oder ein anderes Adverb, z. B. *total* erschöpft sein; *hart* arbeiten (*hart* kann auch ein Adjektiv sein, wie in „ein hartes Bett"); *fast* alles wissen; mich Gott *ganz* anvertrauen; akzeptieren, dass ich mich *immer* verändern kann.

Es gibt zwei wichtige Unterkategorien:

- **Temporaladverbien (Adverbien der Zeit)**: immer, niemals, manchmal, jetzt, gelegentlich, häufig usw.
- **Modaladverbien (Adverbien der Art und Weise)**: Sie beschreiben, wie etwas getan wird, z. B.: sorglos, sehr schön, langsam usw.

Präpositionen

Präpositionen sind Wörter, die ein Bedeutungsverhältnis zwischen zwei Satzteilen ausdrücken. In den meisten Fällen zeigen sie, wie die beiden Satzteile lokal oder temporal verbunden sind, z. B.: ich lebe *zu* Hause; ich bin *bei* Tina.

Nützliche Unterkategorien sind:

- **Lokale Präpositionen**: z. B. zwischen, über, auf, in, neben, entlang, unter usw.
- **Temporale Präpositionen**: z. B. bis, seit, nach, vor, danach, bei, während usw.
- **Präpositionen der Bewegung**; z. B. auf ... zu, zu ... hin, nach usw.
- **Verb und Präposition**: z. B. aufsehen zu, fahren bis usw.
- **Adjektive und Präposition**: z. B. froh über, dankbar für usw.
- **Substantiv und Präposition**: z. B. Sorge um, ein Teil sein von usw.

Es folgt eine recht umfangreiche Liste von Präpositionen:

an ... vorbei
angrenzend an
anstelle
auf (lokal)
auf (lokal, Bewegung im Sinn von „auf ... zu")
auf (lokal, im Sinne von „hinauf")
aus ... heraus
außer (modal)
außerhalb von
bei
bezüglich
bis (lokal)
bis (temporal)
durch
entlang
entsprechend
fern (lokal)
für
gegen (lokal)
gegenüber
gemäß
hinter
hinunter
hoch zu
im Inneren
in
in ... hinein
in der Nähe von
inmitten
innerhalb
mangels
mit
mittels
mitten unter
nach ... zu
neben (lokal)
neben (modal, im Sinne von „nebst")
nebenbei
ohne
quer durch
seit
statt
trotz
über (lokal)
über (temporal)
über (modal)
überall hin
um ... herum
unter (temporal)
unter (lokal)
unter (lokal, im Sinne von „unter den Leuten")
unterhalb
von (lokal)
von (modal)
von (temporal)
vor (lokal)
vor (temporal)
via
während
wegen
zu
zusätzlich zu
zwischen

Artikel und Artikelwörter

Zu dieser Gruppe gehören Wörter wie ein, das, einige, jeder, wenige und jene, die Substantiven vorangehen, z. B.: *der* beste Student sein; mir selbst *etwas* Zeit geben; *dieses* Leben akzeptieren (in einem Satz wie „*dies* akzeptieren“ ist das Wort *dies* jedoch ein Pronomen, weil es nicht von einem Substantiv gefolgt ist).

Es folgt eine recht umfangreiche Liste von Artikeln und Artikelwörtern:

alle, alles
beide
der, die, das
dieser, diese, dieses
ein, eine
einige
etwas
Folgender, folgende
genug, genügend
jeder, jede, jedes
(Einzelne von vielen)
jeder, jede, jedes (Erdenkliche)
jener, jene, jenes
kein, keine, keines
Letzter, letzte, letztes
Letzterer, Letztere, Letzteres
mancher, manche, manches
mehrere
nächster, nächste, nächstes
viel, viele
vorheriger, vorherige, vorheriges
wenig, wenige

Hierzu gehören auch Zahlen (eins, zwei, einhundert usw.) und Ordnungszahlen (erster, zweiter, der Hundertste).

Konjunktionen

Konjunktionen sind Wörter, die Satzteile miteinander verbinden, z. B.: aber, und, wenn, oder, als usw.; z. B.: Ich möchte gern alleine sein, *wenn* ich ein Buch lese.

Interjektionen

Interjektionen sind Wörter, die für Ausrufe verwendet werden oder um zu protestieren und zu kommandieren, z. B.: ui, oh, nein, ja usw.; z. B.: *Nein*, tu das nicht! *Oh*, das habe ich vergessen dir zu sagen!

Weiterführende Literatur zu Grammatikfragen:

DUDEN. Richtiges und gutes Deutsch. Wörterbuch der sprachlichen Zweifelsfälle, Bd. 9, Mannheim: Bibliographisches Institut & F. A. Brockhaus AG, 2001

DUDEN. Die Grammatik, Bd. 4, Mannheim: Bibliographisches Institut & F. A. Brockhaus AG, 6. Auflage 1998

Anhang 3: Klassifizierung von Nahrungsmitteln

Gewöhnlich verwende ich die Einteilung in Nahrungsmittelgruppen und Listen von Nahrungsmitteln aus dem Pflanzen- und Tierreich, wenn ich Allergien und Nahrungsmittelintoleranzen austeste, und alle drei Kategorien, wenn ich nach zuträglichen Nahrungsmitteln suche.

Nahrungsmittelgruppen

- Brot, Kuchen
- Fertigprodukte
- Fisch
- Fleisch
- Geflügel und Eier
- Gemüse
- Gewürze
- Hülsenfrüchte
- Kräuter
- Milchprodukte
- Nudeln und Reis
- Obst
- Öle und Fette
- Samen und Nüsse

Nährstoffarten

- Proteine / Aminosäuren
- Fette
- Kohlenhydrate
- Vitamine
- Mineralien

Pflanzen- und Tierfamilien

Diese Liste erhebt keinen Anspruch auf Vollständigkeit, aber sie beinhaltet die meisten der am häufigsten verzehrten Nahrungsmittel:

Bananengewächse
Banane, Kochbanane

Birken
Haselnussstrauch, Haselnuss

Buchweizen
Buchweizen, Wiesen- und Sauerampfer, Rhabarber

Cashew
Cashewnuss, Mango, Pistazie (auch Giftsumach)

Doldengewächse
Karotte, Petersilie, Dill, Stangensellerie, Fenchel, Pastinak, Anissamen, Engelwurz, Knollensellerie, Kümmel, Koriander, Kreuzkümmel, Myrrhenkerbel

Gänsefuß
Spinat, Mangold, Zuckerrübe, Feldsalat, Distel, Rote-Bete

Gemüse/Hülsenfrüchte
Akazie, Alfalfa, Kautschuk, Erbse, Johannisbrot, Kassie, Kichererbse, grüne Bohne, Guar-Bohne, Gartenbohne, Feuerbohne, Linse, Lakritze, Limabohne, Johannisbrot, Mungobohne, weiße Bohne, Erdnuss, gefleckte Feldbohne, Sojabohne, Sojafleisch, grüne Bohne, Tamarinde, Tragant, Urdmehl (wird in der indischen Küche verwendet)

Gräser
Weizen, Mais, Gerste, Hafer, Rispenhirse, Rohrzucker, Bambussprossen, Reis, Roggen (Buchweizen gehört nicht zur Familie der Gräser)

Heidekrautgewächse

Preiselbeere, Blaubeere, Heidelbeere, Wintergrün

Hülsenfrüchte oder Gemüse

Erbse, Kichererbse, Sojabohne (daher das Sojafleisch), Linsen, Süßholzwurzel, Erdnuss, Feuerbohne, grüne Bohne, Gartenbohne, Mungobohne, Alfalfa

Korbblütler

Salat, Chicorée, Sesam, Sonnenblume, Färberdistel, Klette, Löwenzahn, Kamille, Artischocke (Erdartischocke, Jerusalemartischocke), Pyrethrum, Absinth, Weißwurzel, Wermut, Kreuzkraut, Schafgarbe, Endivie

Kürbis

Melone, Gartengurke, Gewürzgurke, Bisamkürbis, Zucchini, Eierkürbis, Gartenkürbis

Liliengewächse

Zwiebel, Spargel, Schnittlauch, Porree, Lauch, Knoblauch, Sarsapilla, Schalotte

Lorbeer

Avocado, Lorbeer, Kampfer, Zimt, Kalmie, Sassafras

Malvengewächse

Baumwollsamen, Okra

Minze

Minze, Pfefferminze, Basilikum, Majoran, Oregano, Salbei, Rosmarin, Bohnenkraut, Thymian, Melisse

Muskatnuss

Muskatblüte, Muskatnuss, Paranuss

Myrtengewächse

Nelkenpfeffer, Gewürznelken, Eukalyptus, Guave

Nachtschattengewächse

Kartoffel, Tomate, Tabak, Aubergine / Eierfrucht, Cayennepfeffer, Grüne Paprika, Chili, Rote Paprika, Paprikagewürz, Nelkenpfeffer

Palmengewächse

Kokosnuss, Dattel, Salbei

Pilze oder Schimmelpilze

Backhefe, Bierhefe, Wiesenchampignon, Trüffel, Pfifferling, Blauschimmelkäse, Essig, Antibiotika

Rosengewächse

Apfel, Birne, Quitte, Mandel, Aprikose, Kirsche, Pfirsich, Pflaume, Schlehe, Brombeere, Loganbeere, Himbeere, Erdbeere, Boysenbeere, Ackerbeere, Nektarine, Pflaume, Heidelbeere, Blaubeere, amerikanische Heidelbeere, Preiselbeere (diese Familie ist manchmal noch weiter unterteilt)

Senfgewächse

Brokkoli, Weißkohl, Blumenkohl, Rosenkohl, Grünkohl, Meerrettich, Kohlrabi, Rettich, Weiße Rübe, Wasserkresse, Senf, Steckrübe, Grünkohl

Stachelbeere

rote und schwarze Johannesbeere, Stachelbeere

Sterculia (Kola)
Schokolade, Kakao, Kolanuss

Trauben
Wein, Champagner, Weinbrand, Sherry, Rosine, Sultanine, Johannisbeere (getrocknet), Backpulver (Weinstein), Weinessig

Walnuss
Walnuss, Pecannuss, Graunuss, Hickory

Winden
Süßkartoffel, Yamswurzel

Wolfsmilchgewächse
Maniok, Tapioka

Zitrus
Orange, Zitrone, Grapefruit, Mandarine, Klementine, Ugli, Satsuma, Limone, Angostura, Kumquat

Es gibt verschiedene Möglichkeiten, Tiere zu klassifizieren. Hier ist eine Möglichkeit:

Dorsch (Kabeljau)
Schellfisch, Kabeljau, Seelachs, Kohlfisch, Seehecht

Ente
Ente, Gans

Geflügel
Huhn, Eier, Truthahn (der Truthahn gehört auch zu Jagdvögel)

Hering
Kalifornische Sardine, Sardine, Hering, Rollmops

Jagdvögel
Fasan, Wachtel, Truthahn (der Truthahn gehört auch zu Geflügel)

Krustentiere
Hummer, Garnele, Krabbe, Krebs, Flusskrebs

Lachs
Lachs, Forelle, Flussbarsch, Katzenfisch, Hecht

Makrele
Thunfisch, Bonito, Albacore-Thunfisch, Makrele, Blaufisch

Plattfisch
Kliesche, Flunder, Heilbutt, Steinbutt, Seezunge, Scholle

Schwein
Schwein, Speck, Schweineschmalz, Schinken, Würstchen

Weichtiere
Schlange, Abalone, Zehnarmiger Tintenfisch, Venusmuschel, Miesmuschel, Auster, Jacobsmuschel

Wiederkäuer
Rindvieh (Rind), Milch- und Molkereiprodukte, Hammel, Lamm, Ziege, Wild (Wildbret)

Die folgenden Nahrungsmittel gehören zu keiner Nahrungsmittelfamilie, deren Produkte häufig verzehrt werden:

Wacholder, Grapefruit, Vanille, Pfeffer, Kastanie, Ahorn, Litschi, Kiwi, Tee, Kaffee, Papaya, Ginseng, Olive, Kaviar, Hase.

Anhang 4: Emotionen

Diese Liste beinhaltet Wörter, die ich zehn unterschiedlichen Grundemotionen zugeordnet habe. Die Aufstellung erhebt keinen Anspruch auf Vollständigkeit, und Emotionen lassen sich auch auf andere Arten klassifizieren.

Die Wörter sind hier als Adjektive, Verben oder Redewendungen aufgeführt, aber die meisten könnten ebenso gut als Substantive oder Adverbien benutzt werden.

Wut

aggressiv
antagonistisch
ärgerlich
ätzend
aufgebracht
ausfallend
barsch
bissig
beleidigt
betrübt
bitter
bockig
bösartig
böse
boshaft
brennend
brutal
chaotisch
cholerisch
defensiv
destruktiv
durcheinander
die Nase voll haben
die Schnauze voll haben
draufgängerisch
eifersüchtig
eigenwillig
empört
energisch
entbrannt
entrüstet
erbarmungslos
erzürnt
explosiv
feindselig
fordernd
frustriert
fuchsteufelswild

gefühllos
gehässig
gemein
genervt
gereizt
gewalttätig
glühend
grausam
grimmig
grob
halsstarrig
heißblütig
herzlos
hitzig
hitzköpfig
in Rage sein
irritiert
jähzornig
kampfbereit
kampflustig
kochend
kraftvoll
lärmend
leidenschaftlich
missmutig
mit Abscheu erfüllt sein
mörderisch
mürrisch
neidisch
nicht auf dem Damm sein
niederträchtig
nörgelig
pikiert
quengelig
rachsüchtig
rebellisch
reizbar
rücksichtslos
rüde
sabotierend
sadistisch
sarkastisch
schäbig
scharf
schlecht gelaunt sein
schmollend
schroff
stählern
stocksauer
streitlustig
stürmisch
tobend
trotzig
tyrannisierend
übellaunig
unbarmherzig
unempfindlich
unfreundlich
ungeduldig
ungehalten
ungestüm
unmenschlich
unnachgiebig
unvereinbar
verärgert
verdrießlich

verhasst
verletzt
verschroben
verstimmt
voller Groll sein
völlig verrückt sein
widerstrebend
wild
wütend
wutentbrannt
wutschäumend
wutschnaubend
zornig
zynisch

Angst

abergläubisch
abwehrend
achtsam
alarmiert
angespannt
ängstlich
argwöhnisch
auf glühenden Kohlen sitzen
auf Nadeln sitzen
aufgeregt
ausweichend
bange
beansprucht
bedroht
befangen
beklommen
belästigt
beschämt
besorgt
betroffen
ehrfürchtig
eingeschüchtert
empfindlich
entmutigt
entsetzt
erniedrigt
erschreckt
feige
furchtsam
geduckt
gehemmt
gelähmt
gepeinigt
gequält
geschockt
gestört
gestresst
heiß
hysterisch
in Aufruhr sein
in der Falle stecken
in Tränen aufgelöst sein
innerlich kämpfend
irrational
kompliziert
konfus
korrumpiert
kränklich

kribbelig
missgünstig
misstrauisch
nervös
neurotisch
panisch
paranoid
phobisch
schlaflos
schockiert
schüchtern
schuldig
schweißnass
sorgenvoll
stürmisch
traurig
überängstlich
überhitzt
überlastet
unglücklich
unsicher
unwohl
unzufrieden
verängstigt
verblüfft
verkrampft
verlegen
verletzlich
verspannt
verstimmt
verwirrt
verzweifelt
vorsichtig
wachsam
widerstrebend
widerwillig
zaghaft
zerrissen
zitterig
zögerlich
zuckend
zweifelnd

Traurigkeit

abgelehnt
aufgeregt
ausgeschlossen
außer Fassung sein
bedauerlich
bedauernd
bedrückt
bedürftig
bemitleidenswert
beschwert
betrogen
betrübt
depressiv
deprimiert
down
durcheinander
düster
einsam
elend
entmutigt

entschuldigend
enttäuscht
erbärmlich
ernst
fassungslos
freudlos
furchtbar
gebrochen
gekränkt
gepeinigt
gequält
grau
hoffnungslos
kummervoll
leidvoll
melancholisch
missbraucht
mitleidsvoll
mürrisch
mutlos
nachdenklich
niedergeschlagen
reumütig
schuldig
sehnsüchtig
selbstmörderisch
sorgenvoll
tränenreich
traurig
trostlos
trübe
trübselig
unanständig
unbeholfen
unbeliebt
unerwünscht
ungeliebt
unglücklich
unterdrückt
untröstlich
unwert
unwirsch
unzufrieden
unzulänglich
verächtlich
verärgert
verbissen
verdrießlich
verlassen
verletzt
verraten
verstimmt
verwundbar
verzweifelnd
verzweifelt

Apathie

abgeschnitten
allein
benommen
demoralisiert
deprimiert
desinteressiert

entfremdet
entmutigt
ermüdet
faul
gefühllos
gelangweilt
gleichgültig
gleichmütig
„high" (unter Drogeneinfluss)
hilflos
hoffnungslos
introvertiert
kalt
kraftlos
kränklich
kühl
leer
lustlos
matt
mutlos
negativ
niedergedrückt
niedergeschlagen
nutzlos
passiv
pessimistisch
phlegmatisch
resigniert
schwach
sinnentleert
stumpf
teilnahmslos
tot
überwältigt
unaufmerksam
unemotional
unempfindlich
unkonzentriert
unmotiviert
vage
verloren
verträumt
verwirrt
wertlos
zugedröhnt (unter Drogeneinfluss)

Lust

angetrieben
aufdringlich
ausschweifend
besitzergreifend
entbrannt
erstarrt
fordernd
frustriert
gefräßig
geil
gierig
heftig
heimgesucht
hitzig
hungrig
innig

intolerant
intrigierend
laszQiv
libidinös
lustvoll
manipulativ
nachsichtig gegenüber jem. sein
neidisch
niederträchtig
ordinär
räuberisch
scharf
sehnend
selbstsüchtig
sexuell
sinnlich
unersättlich
unnachgiebig
waghalsig
wollüstig
zwingend

Stolz

arrogant
aufgeblasen
blasiert
dogmatisch
dünkelhaft
egoistisch
eigensinnig
eingebildet
eisig
engstirnig
erhaben
geringschätzig
geschickt
gönnerhaft
hämisch
herrisch
herrschsüchtig
heuchlerisch
hochmütig
hochnäsig
isoliert
klug
kompromisslos
prahlerisch
reserviert
scheinheilig
selbstgefällig
selbstgerecht
selbstzufrieden
snobistisch
speziell
starr
starrsinnig
stoisch
überheblich
unbeugsam
unbeweglich
unlenkbar
unnachgiebig
unversöhnlich

verächtlich
verschlossen
versnobt
voreingenommen
wichtigtuerisch
zurückhaltend

Tapferkeit

abenteuerlustig
auf der Hut sein
begeistert
beherzt
ehrenhaft
entschieden
entschlossen
erfrischt
erfüllt
ermutigt
flexibel
furchtlos
gespannt
gewiss
heldenhaft
heroisch
inspiriert
konzentriert
kräftig
kreativ
kühn
lebendig
motiviert
mutig
optimistisch
positiv
resolut
selbstbewusst
sicher
spannungsgeladen
stark
tapfer
tüchtig
überschwänglich
unabhängig
unermüdlich
unüberwindlich
unverzagt
visionär
vorausschauend
wagemutig
willig
zielbewusst

Liebe

akzeptieren
akzeptiert
anbeten
anerkannt
aufgenommen
beruhigend
beruhigt
besessen

eingeschlossen
einladend
erregt
freundlich
gebraucht
gehegt
geliebt
gemocht
genossen
geschätzt
getröstet
hilfsbereit
intim
liebend
liebenswert
liebenswürdig
liebevoll
liebkosen
mitfühlend
nährend
reizend
respektiert
sanft
treu sorgend
tröstend
umgänglich
umsorgt
verbunden
verehrt
vernarrt
verzaubert
warm
wertschätzen

Glück

amüsiert
angenehm
auf Wolke sieben schweben
aufgeregt
ausgelassen
befriedigt
begierig
belebend
beschwingt
charmant
ekstatisch
enthusiastisch
erfreut
erleichtert
ermutigt
erschauern
erwartungsvoll
freudestrahlend
freudig
freudvoll
froh
fröhlich
funkelnd
geduldig
gefällig
geschätzt
glücklich
glückselig

gut gelaunt
gütig
heiter
hingerissen
hoffnungsfroh
im siebten Himmel sein
jubelnd
lachend
lebendig
lebhaft
leicht zumute sein
leichten Herzens
leutselig
liebenswürdig
lieblich
munter
nett
nonchalant
optimistisch
sanftmütig
sicher
sonnig
sorgenfrei
sorglos
überglücklich
übersprudelnd
unbekümmert
vergnügt
verspielt
vital
voller Leben
wertvoll
zufrieden

Frieden

angenehm
ausgeglichen
ausgeruht
entspannt
freundschaftlich
friedlich
friedliebend
gelassen
gereift
gütig
gutwillig
harmonisch
heiter
im Gleichgewicht sein
intuitiv
leicht
leichtfertig
regungslos
reich an
ruhig
schön
still
unbelästigt
unbeteiligt
unerschüttert
ungestört

Über die Autorin

Jane Thurnell-Read ist Schülerin des Begründers der *Health Kinesiology* (HK), Jimmy Scott. Sie arbeitet nach dieser Methode seit mehr als 20 Jahren mit Klienten. Mit der HK hat sie bereits ein weites Feld körperlicher und seelischer Erkrankungen behandelt, von Asthma, Allergien und Kopfschmerz bis hin zu Depressionen, Panikattacken und Lernstörungen. Welche Rolle dabei effektive Fragetechniken spielen, hat die Autorin im Laufe ihrer langjährigen Arbeit mehrfach erfahren.

Jane Thurnell-Read wurde durch zahlreiche Artikel, Rundfunk- und Fernsehinterviews bekannt und hat mehrere Bücher veröffentlicht:

Wie Erdstrahlen unser Leben beeinflussen, München: Goldmann, 2000

Was mich gesund macht: Health Kinesiology verstehen und erleben, Kirchzarten: VAK, 2002

Effektive Fragetechniken in der Kinesiologie. Präzise Ergebnisse durch präzise Fragen, Kirchzarten: VAK, 2005

Allergy A To Z For Therapists, Penzance (Cornwall): Life-Work Potential, 2004

Jane Thurnell-Read:

Energetisch kompatibel?

Fehlreaktionen testen und beheben: von Allergenen bis Zahnfüllungen

Leseprobe: www.vakverlag.de

Im Alltag kommen wir mit zahllosen Substanzen in Kontakt. Manche sind der Gesundheit zuträglich, andere nicht. Mitunter ordnet der Körper eine Substanz irrtümlicherweise falsch ein. Mit dem so genannten Kompatibilitätstest kann man das überprüfen. Zeigt sich eine Fehlzuordnung, so kommt man damit möglicherweise der Ursache einer Erkrankung auf die Spur. Die hier vorgestellte Klopftechnik ermöglicht nicht nur Ursachenforschung, sondern auch Abhilfe.
80 Seiten, Paperback (15 x 21,5 cm)
ISBN 978-3-935767-55-2

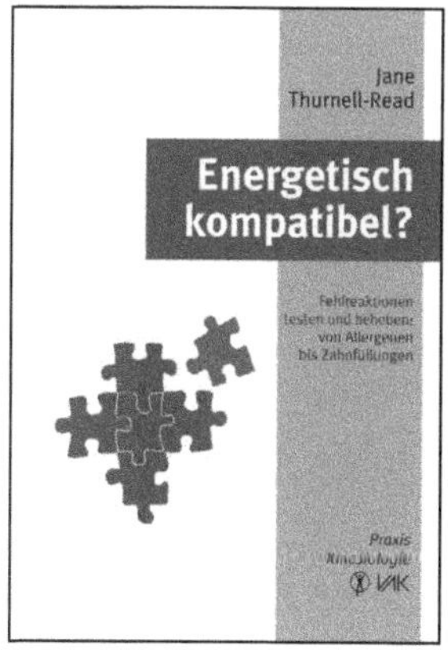

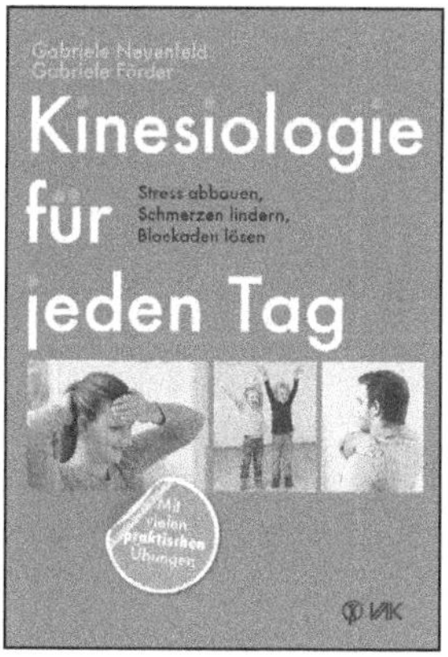

Gabriele Neuenfeld, Gabriele Förder:

Kinesiologie für jeden Tag

Stress abbauen, Schmerzen lindern, Blockaden lösen

Leseprobe: www.vakverlag.de

Kinesiologie ist eine ganzheitliche Methodik zum Aktivieren und Harmonisieren der Lebensenergie und zum Anregen der Selbstheilungskräfte – mit sanfter Energiebalance. Die Autorinnen zeigen, wie man mit kinesiologischen Techniken Blockaden löst und Stress abbaut, Schmerzen lindert und seine Ziele leichter erreicht. Die Übungen sind mit 80 detaillierten Fotos und Abbildungen illustriert und können leicht in den Alltag integriert werden.
Aktualisierte und erweiterte Neuausgabe.
160 Seiten, vierfarbig, Klappenbroschur (15 x 21,5 cm)
ISBN 978-3-86731-191-5

Dr. Christa Keding:

Der Muskeltest – Was er wirklich kann

Erkenntnisse aus der Praxis: Chancen, Grenzen, Grundprinzipien

Leseprobe: www.vakverlag.de

Die erfahrene Ärztin erläutert in diesem Buch den methodischen Hintergrund für den Muskeltest, beleuchtet Unsicherheiten in der Anwendung und arbeitet die Kritikpunkte von Skeptikern sachlich auf. Konkret und umfassend belegt sie die Vorzüge des Muskeltests und wendet sich gegen seine missbräuchliche Verwendung. Ihre differenzierte Darstellung seiner Prinzipien, Einsatzmöglichkeiten und Grenzen liefert die professionelle Grundlage für seine breite Einführung in die therapeutische Praxis.
272 Seiten, 4 Abbildungen,Paperback (15 x 21,5 cm)
ISBN 978-3-86731-133-5

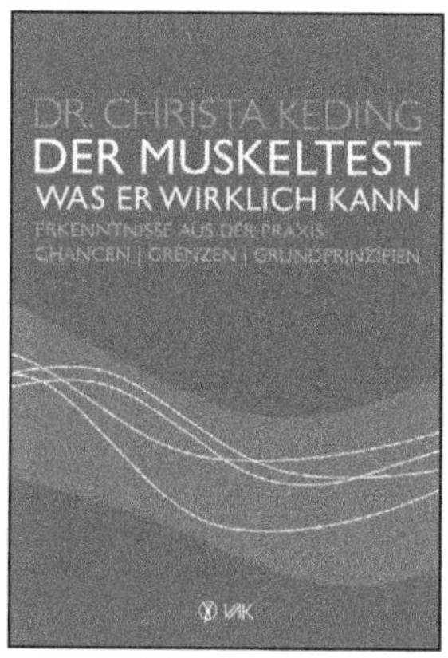

Abonnieren Sie unseren Newsletter (gratis): www.vakverlag.de